医者が教える人が死ぬときに後悔する34のリスト

川嶋 朗

アスコム

はじめに

死を意識した患者さんたちの後悔

私は東京女子医科大学附属青山自然医療研究所クリニックの所長をしています。

この病院では西洋医学、東洋医学、相補・代替医療等の区別なく、統合医療という立場で、患者さんそれぞれに最も適した、より効果がある方法を最優先に考え、治療にあたっています。

私は、患者さんにはなるべく多くの選択肢を持つ権利があり、その情報を提供するのが医者の役割だと考えています。そのためには、西洋医学では埋められない部分でほかの手段も必要なのです。

はじめは、西洋医学ではカバーできないところを代替医療でカバーしようという気持ちだったのですが、患者さんの話をうかがっていくうちに、患者さんから多くのことを教わりました。

私どものクリニックには、末期がんの方など、他の病院で見放された患者さんもたくさん来院されます。みなさん、病気や死への不安や恐怖で気持ちが揺れ動いています。そうした患者さんたちに、親身に相談にのっていくなかで、人間は死を意識したときに後悔することがたくさんあることを知りました。

病気が悪化する前に、「もっと生活習慣を改善しておけばよかった」「あれほど人を憎んだり恨んだりしなければよかった」「夢に挑戦できなかった」とさまざまに悔いるのです。

私は終末期医療の専門家ではありませんから、患者さんに穏やかな最期を迎えてもらうために相談にのっているわけではありません。

治療の手始めとして、患者さんたちがどのように生きてきたのかをとことんうかがい、患者さんご自身が、病気になった原因を見つけるお手伝いをするために相談にのっています。

そのなかで、患者さんが口にする後悔こそ、病気になった原因である可能性が高いのです。

病気は自分がつくっている

病気は自分がつくっているというのが私の持論です。病気になってしまった人には、必ず原因があります。とくに生活習慣病やがんなどは、生活習慣の乱れや、考え方、生き方が原因になっていると考えています。

ですから、私の病院に来る患者さんには、「何か普段の生活で間違っていたと思うことはないですか」と、必ず聞くことにしています。

暴飲暴食、不規則な生活、運動不足、冷えのこと、人間関係のストレスなどなど、何か原因があるはずなのです。患者さんのなかには、「母親を恨んでしまった」「職場の人間関係で苦しんでしまった」ことを後悔する人もいらっしゃいます。

それらが原因となって大病を発症してしまったのです。

患者さんの相談に親身にのってきたなかで、体と心は連動しているということをつくづく教えてもらいました。心と体は互いに大きく影響し合っています。病気を完全に治そうと考えるなら、心と体を統合して考え、両者にアプローチできるような治療を行わなければならないのです。

心と体の両者にアプローチして原因がわかれば、「体や心をいたわらなかった自分」や「母親を恨んでしまった自分」「職場の人間に悪感情を持ってしまった自分」を悔い改めることで、根本的な治療が可能になります。

しかし、現代医学の主流をなしている西洋医学は、心と体を別々のものとしか考えていません。そのため、患者さんがたとえ心のストレスを訴えても、それを治療の参考にしようとは考えないのです。

西洋医学は原因がわからない病気にはお手上げ

ほとんどの患者さんが、「病院に行けばなんとかしてもらえる」と思っています。でも本当は、医者はあなたの病気を治すことはできません。

たしかに、医者は命を救うのが仕事です。目の前に来た患者を救うことを使命と考えています。しかし、医者は根本原因がわからなければ治せるとは言えないのです。

現在、病名がついている病気のほとんど、とくに、自分の体のなかでつくってしまう生活習慣病やがんは、その根本原因がわかっていません。根本原因がわからなければ病気は治せません。

「病院で精密検査を受ければ、病気の原因なんてすぐにわかる」というのは、残念ながら錯覚です。根本的な原因が解明されている病気はほとんどなく、検査をしてわかるのは病気の症状を引き起こしている直接原因くらいなのです。

体のどこに悪性の腫瘍ができたのかはわかっても、なぜ悪性の腫瘍ができたのかという根本的な原因はわかりません。


原因がわからなければ、医者ができることは「薬や治療法を使って、その病気を一時的に抑え込む」ということだけです。医療技術は日進月歩で進化していますが、症状を抑える治療をしたり、薬を出したりすることを繰り返すだけなのです。

しかし、延命することはできても、原因がわからない限りその病気を根本から治すことはできません。

死を覚悟したとき、人は考え方を変える

病気の根本的な原因は患者さん自身にあり、それに気づくことができるのは患者さんだけだと私は考えています。それに気づいて、自分を正せる患者さんが、西洋医学の常識では信じられないような奇跡を起こすのです。

医者から「もう治りません」と言われても、「なぜ病気になったのか」がわかれば、その原因を取り除いていくことで、体がもともと持っている「生きる力」が患者さんを後押ししてくれるような治療法を見つけることができます。

実際、他の病院で見放されて余命3カ月と宣告された末期がんの患者さんが、うちのクリニックで治療を受けたら3年経ってもピンシャンしている、という例もあります。医者から「もう助からない」と言われた患者さんが、病気になった原因を見つけて、そこを是正することで回復した例もたくさんあります。

病気が悪化して死を覚悟したとき、人は自分の後悔に気づき、真剣に生き方や考え

方を変えようとするのです。

死と向き合わないと、自分にも家族にも後悔が残る

私たちは、普段、「自分は大病にはならない」とタカをくって生きています。そのため、自分の死をほとんど考えていません。そのため、いざというときにうろたえたり、家族に迷惑をかけたりすることになるのです。

卵巣がんになった母親が、障害のある息子を残しては死ねないと、医師から「このがんに関して治った例がない」と言われているにもかかわらず、高額な遺伝子治療に手を出してしまったなど、自分の死と向き合えなかったがために、進むべき道を見誤ることもあります。

生死の境をさまよう場面では、患者さん本人ばかりでなく、家族もむずかしい選択を迫られます。はたして、本人が延命治療を望んでいないことを伝えておかなければ、家族に大きな負担をかけてしまいます。

医者から「この治療を行うことで一歩間違えると出血して死んでしまう可能性もあ

ります。どうしますか？」と聞かれれば、家族は大いに迷わされます。あるいは、五分五分の確率で手術をするか、手術をあきらめて寝たきりで生かすか、という究極の決断をしなければならなかったご家族もいます。

医者任せにしてしまった後悔

患者さんのなかには、「適切な治療を受けられなかったためにこんな状態になってしまった」と、医療への後悔を口にする人もたくさんいます。

医者は自分の価値観を患者さんに押し付けようとします。外科医であれば、すべて「手術ありき」で対応します。他の治療法は考えません。あるいは、がんになっても医者にかかるなという価値観をお持ちの医者もいます。

私から見れば、どちらも医者の価値観の押し付けに思えます。医者の価値観を押し付けられたことを後悔する患者さんたちを前にすると、「他人のふり見て我がふり直せ」という言葉を噛みしめないわけにはいきません。

可能な限り、その患者さんの望みがかなえられるように、西洋医学であろうが代替医療であろうが、あらゆる手段を使う。ひとことで言うと、受ける側が幸せを感じてくれるような医療を行うことが統合医療であると私は考えています。

そこで、さまざまな治療法を用いていますが、私のほうから「この治療をやりましょう」という押し付けはしません。治療法についての情報を提供するだけです。それをやるかどうかは患者さんとそのご家族に決めてもらっています。

統合医療を目指した理由

じつは私の右足のふくらはぎには腫瘍があって、これまで足の痛くない人生は一度もありません。小さいころから東京中の大学病院や総合病院をすべてまわりましたが、どこに行っても原因がわかりませんでした。

「自分でやらなきゃどうしようもないな」という気持ちになったのが、医者を志したそもそものきっかけでした。

中学時代、母がリウマチを患って、痛み止めの治療がつらかったのか、夜ときどき泣いていました。
ところが、ある鍼灸の先生に会ってから、すやすや眠れるようになったのです。これはすごい、侮ってはいけないと思いつつ医学部に進学して、東洋医学研究会というサークルをつくって勉強しました。

しかし、医者になったときには西洋医学全盛の時代で、西洋医学を究めようと米国のハーバード大学の医学部に留学もしました。ところがそこで、西洋医学の限界を痛感したのです。やむにやまれず、気功やらホメオパシーやら波動やら、相補・代替医療を次々と勉強しました。

そうこうしているうちに、東京女子医大の別施設からお呼びがかかり、自然医療の外来を担うことになりました。そして、東京女子医科大学附属青山自然医療研究所クリニックの所長になったのです。
女子医大には保険医療をやる附属病院もあるので、私がいるクリニックと併診していただければ、こちらとしては西洋医学と相補・代替医療の両方を提供できます。こうして、前からやりたいと思っていた統合医療をできるようになったのです。全国各地から患者さんがいらっしゃり、予約は3年待ちになっています。

理想の死を考えると後悔なく生きられる

本書では、来るべき死を他人事ではなく、自分にも必ず訪れる人生の義務のようなものととらえ、まだ元気なうちに死について考えていただくために、私が今まで医療に従事するなかで見聞きしてきたことを、エピソードを交えてご紹介していきます。

さまざまなエピソードをご紹介するのは、何もあなたを怖がらせるためではありません。患者さんたちが吐露する後悔のひとつひとつが、「よりよく生きる」「悔いのない人生を送る」ための警鐘であり心得となると考えるからです。

私は「自分の理想的な死とは何か」を考えることを、QOD（クオリティ・オブ・デス＝死の質）の充実であると提案しています。QOL（クオリティ・オブ・ライフ＝生活の質）を高く保ったまま死を迎えれば、非常に満足のいくQODになるのではないかと思っているからです。

ＱＯＬというのは、医療や介護の現場で使われはじめた言葉で、当初はがんなどの病気になって手術や治療を受けても、その後の日常生活が支障なく送れる状態のことを指していました。ＱＯＬが低下するといえば、（手術などをすると）人間らしい生活の質が保てなくなることをいいます。ＱＯＬは今では広範囲に使われるようになり、人生における心の充実度まで指すようになりました。

そこで、私は死ぬ瞬間までいきいきと自分の理想的な生き方をし、残された家族に対する後悔もなく、最期も希望どおりの死をかなえることが理想的なのではないかと思い、ＱＯＤ、つまり死の質を高めましょうということを提案しているのです。

私がこの本を書いたのは、今生きている人たちが後悔なく生きるにはどうしたらいいか、そのヒントを提示するためです。

本書で紹介した、死を意識したときに吐露された患者さんのさまざまな後悔が、みなさんが「悔いなく生きる」ための指針となることを願ってやみません。

川嶋　朗

医者が教える

人が死ぬときに後悔する34のリスト

目次

第三章　医者任せにしてしまった

第四章　延命治療で寝たきりになってしまった

第五章　**民間療法を盲信してしまった**

第六章　**最期に後悔しないために**

第一章

病気を治せるのは医者ではない

リスト 1

「なぜ生きたいのか」を真剣に考えてこなかった

医者は奇跡を起こせない

私が所長をしている東京女子医科大学附属青山自然医療研究所クリニックには、西洋医療では手の施しようもなくなり、「手は尽くしましたが、もう助かりません。余命〇〇です」と宣告された方がたくさんいらっしゃいます。

木村さん（仮名、50代男性）もそのひとりでした。今まで病気らしい病気をしたことがなかったのに、いきなりステージ4の肺がんを宣告されてしまったのです。

胸が苦しくなって病院に行き、調べた結果、胸水がたまっていました。肺腺がんでした。進行してリンパ節への転移や遠隔転移を起こしやすく、死亡率が高いがんと言われている病気です。

「先生、お願いします。まだ死にたくないんです。なんとかしてください」

こう訴える木村さんの緊張をほぐそうと、私はこう申し上げました。

「多分、大丈夫だと思うんですけど。治療すると、生きちゃいますよ。生きちゃって、よろしいんですか」

すると木村さんの顔が緩み、それまで怖れと不安に歪んでいた表情に、かすかな笑みが浮かんできました。

笑いが取れたらこっちのもの。患者さんがなんとかなると自分で思ってくれれば、それだけでずいぶんと違います。


病気が悪くなるか、よくなるかは、その人の考え方や態度次第です。病気に気持ちが負けて、よくなろうという意欲を失くしてしまえば快方に向かうことはありません。患者さん自身がよくなろうと思わなければ、よくはならないのです。

詳しくは第三章でお話ししますが、医者が患者さんを診察してわかるのは患者さんの病態だけで、どんな名医でも、その病気を引き起こした本質的な原因はわかりません。原因がわからなければ、それを取り除くことはできません。

だから医者は病気を根本から治すことも、何かの魔法で奇跡を起こすこともできません。医者が患者さんに提供できるのは、その病態に合った病名、そして症状を一時的に抑える治療だけです。

本の冒頭でも触れましたが、病気の根本的な原因は患者さん自身にあり、それに気づくことができるのは患者さんだけだと私は考えています。それに気づいて、自分を正せる患者さんが、西洋医学の常識では信じられないような奇跡を起こすのです。

死を意識すると、生きたい理由を真剣に考えるようになる

「木村さんは、どうして生きたいんですか？」

私の質問が予想外だったのでしょう。木村さんは、「エッ？」と言ったきり絶句してしまいました。けっして私は意地悪でこんな質問をしているわけではありません。今までたくさんの患者さんを診てきましたが、「なぜ生きたいのか」を真剣に考えてこなかった人があまりにも多いのです。

たいていの人が、死にたくない理由、まだ生きていたい理由すら真剣には考えていません。そのため、生活習慣病のリスクだらけの日々を送って、ある日突然、死を意識せざるを得ない状況に直面してしまうのです。

病気は、「こんな生活や考え方をしていたら、とても健康ではいられません」と体と心が発するSOSです。言葉を発せない体や心が「なんとかしてくれ！」と悲鳴を

上げてあなたに訴えているのです。

それでも自分を正さず、体や心をいたわらない人には「ここまで悪くならなければ、気づいてくれないのか」と体が最後通牒をつきつけ、死を強く意識するがんのような重い病気を発症して、「このままでは、とても生きていられない！　なんとかしてくれ！」と必死で訴えるのです。

がんという病気は考え方によってはいい病気だと、私は思っています。

がんはたとえ早期であっても死を意識する病気です。ここで死んではまずいと思えば、なんとか病気を治そうという気力が湧いてくるし、習慣を変えてでも生きようとするからです。

死を意識するということは、自分自身の寿命を意識することです。自分自身の寿命を意識すると、「生きることには限りがある」と考えざるを得ません。ならば、そのなかで自分がやりたいことは何かを真剣に考えます。

それをやるためには、あとどのくらい生きていたいのかを考えるのです。

そして、限りある時間を自分のやりたいことのために有効に使うには、健康でいることが大切だと思い、医療とのかかわり方をきちんと考えるようになるのです。

今、自分が死んで困ることはなんですか？

絶句してしまった木村さんに、私は「死んで困ることはなんですか？」と聞きました。「死んでは困ること」、それが患者さんのやるべきこと、やれること、やりたいこと、つまり生きたい理由だからです。

「両親が健在なので看取りたい」

「子どもはいないが、妻とも添い遂げたい」

こう告げる木村さんの目に力がありました。これが木村さんの「生きたい理由」だったのです。

「なぜ生きたいのか」がハッキリとわかっていれば、気持ちが前向きになります。前向きな思いでいると、その気持ちによってホルモン環境も変わるので、体にいい影響が出てきます。生きたいと思えば、生きる方向に向かうのです。

どんな治療をするにしても、患者さん自身の気持ちが後ろ向きでいたら、効果は期待できません。そのためには、なぜ生きたいのかを考えることが大切なのです。

リスト **2**

ストレスの多い人生を送ってしまった

病気には、そうなってしまった「必然」がある

病気と闘うために大切なことは、病気をつくってしまった原因を正すことです。

だから私は「どうして病気になってしまったと思いますか」と問いかけて、患者さんご自身に自覚を促しています。

クリニックにいらっしゃる患者さんにお聞きすると「ストレスの多い人生を送ってしまったのがよくなかったんだと思います」と、多くの方がおっしゃいます。

他の病院で末期がんと言われ、余命を宣告された西崎さん（仮名、50代男性）も、ストレスの多い人生を送ってきていました。

西崎さんに、「どうして肺がんになってしまったと思いますか」と聞くと、「やっぱりお酒でしょうかね」と彼は生活習慣を振り返りはじめました。西崎さんは商社マンで、とにかく猛烈に働いてきて、接待でお酒の席も多かったそうですが、今まで健康を顧みたことがまったくなく、がんになって、治療のためにやっと休みを取ったというのです。

多くの病気は、心の影響を少なからず受けていて、自律神経のバランスが崩れれば、

内分泌系に影響を与え、ホルモンの分泌に影響が出れば、代謝に影響を及ぼします。

たとえば30代、40代の働き盛りの人は悩みのタネが尽きません。そのようなストレスに年中さらされていると、交感神経が優位になります。そして自律神経のバランスを崩すことによって、体になんらかの作用を及ぼしてがんを引き起こす一因となっている可能性があるのです。

肉体と心は連動しています。病気の治療も、体だけ見ていては根本的な解決になりません。心が病んでいれば、必ずまた肉体に問題が表われてきます。

病気の治療も、体だけ見ていては根本的な解決にはなりません。これらの問題に対しては、残念ながら西洋医学では十分に対応できていません。統合医療のように、体と心、両方からのアプローチが欠かせないのです。

こんなことを言うので、私は医学界では異端児扱いされていますが、現代医療の問題は、医者が心と体を別物だと考えていることにあるのです。

心と体は別物だとする西洋医学や、それを実践する医者に寄りかかり過ぎると、体だけを診て「もう治りません」と言う医者の言葉に打ちのめされて、患者さんは治るのをあきらめてしまうのです。あきらめてしまえば治る見込みはありません。

病気になった原因がわかれば、治療法は見つけられる

医者から「もう治りません」と言われても、けっしてあきらめることはありません。現代医学においては、医者も自分を守らなくてはいけないので、そう言っておかなければならないのです。仮に「助かります」と言ってしまうと、助からなかったときに「助かると言ったのに、助からなかったじゃないか」と抗議してくるご家族もいらっしゃるからです。そのため、自分たちでは手に負えない患者さんに対して「もう治りません」と言うのです。

本の冒頭のくり返しになりますが、医者から「もう治りません」と言われたとしても、「なぜ病気になったのか」がわかれば、その原因を取り除いていくことで、体がもともと持っている「生きる力」が患者さんを後押ししてくれるような治療法を見つけることができるのです。

余命3カ月を宣告されて私のところにいらした末期がんの患者さんが、病気の原因を受け入れ、「どうして生きたいか」を自覚して、ともに手を携えて治療をした結果、3年経ってもピンシャンしているというケースもあります。

患者さんご本人が病気になった原因を受け入れて改善すれば、症状が落ち着くか、消えてなくなる可能性があるということなのです。

病気をつくってしまった原因を正す

病気が自分自身へのメッセージだということを、患者さんに知ってもらい、それを患者さんご自身が改善していかなければ治療の効果は期待できません。

だから、私の診療法は、病気の原因となる問題を患者さん自身に気づいてもらうところからはじまります。

患者さんは一人ひとり、置かれた状況がみな違います。その患者さんに適した治療法を提供するためには、まず患者さんの話をよく聞くことが先決条件です。

性別、年齢、性格、生活環境、人生観、さらには生き方から死に方まで、人生全体を包括しながら考慮しなければなりません。

生い立ちから今の家庭環境、悩み、そのとらえ方など、根掘り葉掘り聞き出します。そのうえで治療法を見きわめるのです。そのため、私たちのクリニックでは、初診の患者さんの診療は1時間を超えます。


私は「原因を正さなかったら生きないですよ」と、ハッキリ言うことにしています。ご本人の気持ちが大切なのです。

まずは、自分を見つめ直し、生活習慣を改善して、その上で治療を施さなかったら根本的な病気の治療にはならないのです。

生活習慣の乱れが原因だと気づいた西崎さんに、私はこう申し上げました。

「私だけの力であなたの病気を治すことはできません。治るのはおそらく、ご自分の力によると思います。でも、あなたが治っていくのを後ろから押してあげることはできると思います」

リスト **3**

がんにのまれてしまった

がんになってからの生存率が高い人

たくさんのがん患者さんを診てきて思うことは、患者さんの心の持ち方で生存率に大きな差があるということです。

がんになってからの生存率が高いのは、がんと積極的に闘う人。次は、がんであることを無視できる人。3番目は、医師の指示に従う人。もっとも悪いのは、絶望してしまう人です。

がんにのみ込まれてダメになってしまう患者さんはたくさんいらっしゃいます。女優の宮崎ますみさんは、がんと積極的に闘う人でした。

宮崎さんに乳がんが見つかったのは、主演映画『奇妙なサーカス』の撮影を終えて、念のための細胞診をしたときでした。

「最悪の場合、乳房の全摘出になる可能性もある」と医師から言われていましたが、その後の検査によって部分切除で十分対応できることがわかり、宮崎さんは手術を受けることになりました。

手術で腫瘍を摘出したあと、再発防止のため、乳房内に残っているかもしれない微小ながん細胞を破壊する放射線照射と、がん細胞を増殖させる女性ホルモンを抑えるホルモン療法をはじめました。

死を意識したことで解き放たれた

主治医からは、放射線照射は疲れや肌のかさつき、焼け焦げのような痕が残ること、またホルモン療法は更年期障害と、それぞれ副作用が出ると聞かされていました。この副作用が思いのほかひどく、とくにホルモン剤を飲むと疲労感、倦怠感がどんどん増していき、子どもたちに微笑むこともしんどくなったそうです。

そのとき宮崎さんは主治医と話し合い、やめた場合の再発の可能性を数字で示してもらい、最終的に自分でホルモン療法をやめる決断をしたのです。「再発しない人は、たくさんいる。ならば再発しないという希望を持って生きていこう」、そう思ったら、心も体も軽やかになったそうです。

宮崎さんは、当時の心境をあっけらかんと、こう表現してくれました。

「簡単なことですよ。死を受け入れたんです」

再発の不安が心身のバランスをむしばむ

がんは最初にできた原発巣と、原発巣から転移した転移巣に分けられます。手術で原発のがんが完全に摘出されたならば原発からの転移は起こりません。再発がもし術後起こったとしたら、それはすでに手術の前に、画像診断や腫瘍マーカーなどでもわからない微小な取りきれない病巣があったと考えられます。

よく「5年生存率」という言葉を聞きますが、微小転移のほとんどが、この間に、わかるまでに増大すると考えられているからです。再発がんは早く発見しても治療は大変むずかしく、現在の医療（標準治療）では完治させることは困難です。

外科手術で病巣だけを切り取って退治しても、進行して広がったようなものはお手上げなのです。それだけに、その間に受ける患者の精神的ストレスは大きく、再発するのではないかとの不安から心身のバランスを崩してしまい、治療に影響が出てしまうことがあります。再発という不安にのまれてしまうのです。

生活習慣病は、体のなかで本人がつくってしまう病気

多くの病気は、心の影響を少なからず受けています。がんの発症の原因についても、食生活や喫煙などの影響がよく言われますが、そこに大きく影響を及ぼしているのは心のストレスです。

宮崎さんに、「病気になった原因ってなんだったと思いますか」と聞くと、「だから離婚したの」とおっしゃいました。自分が抱えた矛盾やエゴ、執着。そうしたさまざまな葛藤から乳がんになった。がんは自分自身がつくってしまったんだと受け入れたら、恐れがなくなったのだそうです。

原因がわかったのだから、病気をつくってしまうようなストレスを遠ざけるようにしたのです。死を意識したことで、それまで自分自身がつくっていたさまざまなストレスから解き放たれる感覚があったそうです。

宮崎さんは、病気になった原因だったストレスフルな生活を改めることで、気持ちが楽になり、がんを克服されたのです。

潜在意識のなかに隠れている病気の原因

彼女は、がんを克服した体験から、病にも目的があり、人の心の奥底には自らを健全な状態へと戻していく大いなる治癒力が備わっていることを知ったと言います。

2年に及ぶ壮絶な乳がん治療の間に、心と体と魂のバランスの重要性を身をもって経験した宮崎さんは、すっかり回復して催眠療法（ヒプノセラピー）を本格的に学び、今はヒプノセラピスト（催眠療法士）として活躍されています。

私も催眠療法士の認定を持っていますから、催眠療法士仲間ということになります。

催眠療法の世界では、病気の原因がわからない場合に潜在意識に戻ってもらう退行催眠療法という治療方法があります。

患者さんの過去の記憶に戻っていただき、心理的に傷ついていることはないかを、カウンセリングしながら聞き出すのです。

人間の心のなかで顕在化している意識は氷山の一角で、普段意識していない潜在意識のなかに、病気の原因が隠れていることもあると、私は考えています。

リスト 4

人を恨みつづけてしまった

母親への憎しみが、がんの原因に

たくさんの患者さんを診てきて、心に抱えた誰かへの憎しみや恨みが病気の原因になることを、患者さんから痛いほど教えてもらってきました。

患者さんは家族に話せないことでも、私には包み隠さず話してくれます。患者さんのストーリーを根掘り葉掘りお聞きしているうちに、病気の原因を教えてくれるキーワードがぽろりと出てきます。

安西さん（仮名、60代女性）もそのひとりです。乳がんにかかって全摘出したのですが、3年して卵巣がんにかかり、これも摘出したものの、15年してまた卵巣がんが再発したのです。

安西さんのキーワードは「弟」でした。

「母が亡くなったので、これでもう弟と付き合うこともなくなるでしょう。安心です」

安西さんは、20代のころから弟さんとうまくいかなかったというのです。その理由をお聞きしていくうちに、安西さんが病気になった原因がわかってきました。

「母親はいつも弟のことばかり可愛がり、自分は放っておかれていたんです。弟のお嫁さんには優しくしても、私のことは実の娘だからといって、気を遣ってもらえませんでした」

　実の母親と娘がうまくいかないストレスが、病気を引き起こすケースはけっしてめずらしくありません。

　安西さんの場合、病気で倒れたお母様を10年間も介護して看取っていました。その間の心の葛藤が深刻なストレスとなっていたのです。

　安西さんは、心のなかに押し込めていた屈折した思いをぶちまけるように、こうおっしゃいました。

「母親を介護した10年間に、私、うつになったんです。あの人に人生を壊されてしまったんですよ。母親との関係が、私をがんにしたのだと思います」

　人を呪わば穴ふたつといわれますが、誰かを恨んだり、憎んだり、嫉妬したりしつづけるストレスほど、心と体を傷つけることはありません。

しかし、それががんの原因だったとわかれば、恨みや憎しみは自分の心が勝手につくり出したものだということがわかってきて、心のわだかまりが消えていきます。腫瘍マーカーの数値が上がっていると言っていた安西さんですが、それからというもの、化学療法がうそみたいに効いてきました。

病気の原因がわかれば、病気は止まるか消えるかなのです。

内観療法で、父親への思いが少し変わった

家族や親しかった人への恨みは、根が深く、修復がむずかしくなってしまうことも多々あります。

それでも、その恨んでいる人が、今まさに死の床にいるとして、「それでも、あなたは許せないですか」と聞いてみると、「許せる」となるケースが意外にあるものです。その人が死んでいなくなると思うと「許せる」のなら、そのことを想像してみるのも、恨みや悔いを消す方法のひとつになるのではないでしょうか。

私は内観療法を学んだ際に、自分の父親を許そうかな、と思うようになりました。

私は幼いころ、母のすすめで児童劇団に入り、テレビの連続ドラマの主役の仕事もしたことがあります。

売れた子役の家は家庭内崩壊しているケースが少なくないそうです。妻が子どもの撮影現場についていくので留守がちになり、夫婦の間に亀裂が生じてしまうためです。

私が中学生のころから、父と母は喧嘩が絶えなくなり、母はリウマチに悩まされるようになりました。ストレスが原因ではないかと思います。

母は私が大学を卒業する間際に亡くなっていますが、それより前に、父は心の隙間を埋めようとしたのでしょう、外に女性をつくり、働かなくなって、何年かは収入がまったくなかったはずです。母の死後、借金まであったことがわかりました。

大学時代に父と口論をした際は、「アルバイトして授業料も払えるし、自活もできる。今さら父親づらするな」と本気で言っていました。結婚してからも妻には、「親父のことは、許してないからね」と言っていたのです。父は今でも健在です。

父とはそのような親子関係でしたが、内観療法を学ぶようになり、許せなかった父へのわだかまりを自分で診てみることで、父への思いが少し変わりました。

死を想定して逆算する

内観療法は日本発の精神療法です。内観療法では、わだかまっている人が、死ぬところを想像させます。一種のイメージ療法です。

私も父の死ぬ瞬間を思い浮かべ、それでも父を許せないかを自分に問いかけてみました。すると不思議なことに、「もうわかったよ。許すよ」と言ってあげたい気持ちになったのです。

今は父には、「もう恨んじゃいない。いいおじいちゃんとして感謝しているよ」と言っています。

死を想定することが、積年の恨みを消す可能性があることを実体験として持ったことで、医師としての意識も変わりました。

人の死には多かれ少なかれ悔いが残るものです。死を想定して、そこから逆算して悔いが残らないように生きていけば、恨みも、悔いも消すことができるだろうという考えが、今の私の治療方針を形づくっているのです。

リスト **5**

生きているうちに「ごめんなさい」と言えなかった

亡くなった母親が教えてくれたもの

私はこれまで、死を意識する病気にかかっている多くの患者さんが、大切な人に「ごめんなさい」と言えなかったことを悔いる言葉に接してきました。

私には、そうした患者さんの思いが痛いほどわかります。私自身、尊敬し、愛していた母に「ごめんなさい」と言えなかったことを今でも悔いているからです。

私と母との永遠の別れは突然やってきました。当時私は北海道大学医学部の学生で、卒業試験と4月の医師国家試験を控えていたため、正月の帰省もそこそこに、下宿に戻って試験勉強をしていました。母が亡くなる前日に、いつものように電話で話したことを覚えています。

「国家試験終わったら帰るから、その前に掃除と引っ越し、よろしくね」

前夜にそんな会話を普通に交わしたあとですから、翌日の夜中に弟からかかってきた電話の内容を、まったく受け入れることができませんでした。

世界でいちばん大切な母の死は、私にかなりのダメージを与え、人は必ず死ぬのだということをイヤというほど実感させました。

もし、あの悲しい経験をしていなければ、真の意味で患者さんや家族の痛みを理解することはできなかったと思います。

母の死という体験を通して、医者として、肉親の死に際に直面している患者さんの家族の気持ちに寄り添ってあげることができるようになったのです。

母親が生きているうちに謝罪できなかった

私の母が亡くなってもう30年以上が経ちましたが、私には未だに母に対してあることをしてしまった後悔があります。母が亡くなったと聞いた夜、頭に浮かんだのもそのことでした。

母が苦労をしたことは、当時からわかっていたというのに、学生の頃に、何かの弾みで母と口論になり、つい心にもなく母に「バカなんだから」と口走ってしまったのです。母も気の強い性格ですから、いつもなら「うるさいッ」とか、負けずに言い返してくるはずなのですが、その時はなぜかシュンと小さくなって落ち込んでしまいました。そんな4、5年前の姿を、亡くなったその日の深夜に不意に思い出したのです。

母に悪態をついたことは今でも急に思い出します。謝ることをせずに母を亡くしたことはまだ引っかかっています。

母は53歳で生涯をまっとうしたと私は思っていますが、母にしてあげられなかった後悔は、ほかにもたくさんあります。母を海外に一度も行かせてあげられなかったこと、リウマチを治してあげられなかったこと、まだ独身でしたから、妻も、もちろん、孫も見せてあげられなかったこと……。


私は母の死に立ち会えませんでしたが、だからといってそれを後悔はしていません。そんなことよりも大事なのは、話ができるときに、大切な人と語り合うことではないでしょうか。生きている間に語り尽くすことのほうが、死に立ち会うことよりもよっぽど大事なことだと思います。

死に立ち会えないのが親不孝なのではありません。生きているうちに、謝るべきことを謝っておかなかったほうが、ずっと親不孝だと私は思います。謝りたいことがあれば、相手が生きているうちに謝るべきです。

リスト **6**

やりたかったことができなかった

若くして死を宣告されてしまった

クリニックには、まだ若くして末期がんになった方や、ALSの患者さんもいらっしゃいます。

ALSは、脳や末梢神経からの命令を筋肉に伝える運動ニューロン（運動神経細胞）が侵される病気で、原因究明の研究が多くの研究者によって進められていますが、今はまだ治療法がなく、難病のひとつに指定されています。

人生の半ばで死をつきつけられた患者さんが、「やりたいことがたくさんあるのに……」とおっしゃるたびに、胸が張り裂けるように痛みます。患者さんのご家族の思いを察すればなおさらのことです。

「医療は日進月歩、進化しています。明日があるからね。iPS細胞だってある。絶対希望を捨てるな。希望を捨てたら終わりだから」

そう励まして、いろいろな代替医療の情報を提供します。そして、どんな治療をするか、最終的にはご自分とご家族で決めてもらっています。

金子哲雄さんの死に思うこと

２０１２年10月に「肺カルチノイド」という病気のために、41歳という若さで急逝した流通ジャーナリスト金子哲雄さんの『僕の死に方 エンディングダイアリー５００日』（小学館）を拝読しました。

まだ41歳というお若い年齢ですから、死を目前にして自分の心境をジャーナリストとして伝えたいという思いを成し遂げたのは、すごい生き様、死に方だと思います。

金子さんは、医師に呼ばれ、悪性の腫瘍が体をむしばんでいることを告げられました。同書によると、２０１１年6月に余命を尋ねたとき、「今すぐ亡くなったとしても、驚きません」と説明されたとあります。

そこから奥様と二人三脚での闘病生活約５００日。ご自身の葬式も準備し、生前にお通夜・告別式の会葬礼状の文面もしたため、闘病生活の一部始終を書籍に残す時間をつくったことは、ジャーナリストとしての金子さんの使命感だったのでしょう。見事な闘病記でした。

社会的な意義としては満点だったとしても、ご本人が幸せに死んだかどうかはわかりません。若くして亡くなったことを思えば、ご本人にも、ご家族にも悔いが残ったのではないかと思います。

ただ病気に関しては、原因が何かあったはずですから、それはなんだったのだろうかとも思います。2010年の秋ごろから咳とむくみが出ていたと書き記されています。

人生の無駄遣いはできない

テレビドラマにもなった『さらば茨戸《ばらと》の湖《うみ》よ――石狩川惜春譜』(講談社)は、私の大学の先輩のことが綴られたノンフィクションです。

茨戸というのは、北大ボート部が練習をする湖です。その先輩は、北海道大学医学部で医学を志していたのですが、左足大腿部を骨肉腫に侵され、21歳の若さで親を残して逝ってしまったのです。

骨肉腫は骨に悪性腫瘍が発生する原因不明の病気です。上皮組織である胃や肺などから発生した悪性腫瘍が「がん」であるのに対して、骨から発生した悪性腫瘍を「骨肉腫」と呼びます。人口100万人に対して年間約2人の発生頻度と推定される、がんにくらべてまれな疾病です。

当時は化学療法が発達していなかったこともあり、先輩は足を切断しましたが、全身に悪性腫瘍が転移してしまいました。

死を目前にして、自分の希望を親に伝えたのでしょう。自分の葬式には、大好きだったビートルズの『レット・イット・ビー』を流してくれと言ったそうです。

私が現役の医学生のころの実話なので、余計に身につまされました。

20代で亡くなるというのは、きつい。なぜこんなにも早く最期を迎えなければいけないのだろうと、人生の不平等を感じてしまいます。

膵臓がんの転移で58歳で他界した米国アップル社の創業者のひとりだったスティーブ・ジョブズは、生前、こう言っていました。

「もし今日が自分の人生最後の日だとしたら、今日やる予定を私は本当にやりたいだろうか」

人間いつ死ぬかわかりません。そう思えば、人生の無駄遣いはできないはずです。

生き方そのものに問題があるかもしれない

もしあなたが何かの病気にかかっているなら、自分の体や心が何を伝えようとしているのか考えてみてください。

もし、生活習慣を改善したり、ストレスを軽減したりしても病状に変化がない場合は、あなたの考え方、生き方そのものに問題があるかもしれません。

思いもよらなかったところに原因があることもたくさんありますから、そう簡単にはわからないこともあります。それでも、途中で投げ出すことはできません。それがわからなければ、快方に向かうことはないからです。

自分のことをいちばんよく知っているのは、あなた自身です。自分自身で病気の原因を一生懸命に考え、それに気づくこと。病気を治すためにはそれがいちばん大切なのです。それでもわからないときには、あなたと生活をともにしているご家族に聞いてみるのもいいかもしれません。

第二章

乱れた生活習慣を送ってしまった

リスト 7

自分だけは「大病にはならない」と思い込んでいた

糖尿病患者の多くは、自分は合併症を起こさないと思い込んでいる

今から25年前の話ですが、なんとか透析にならないようにと、タンパク質の摂取制限などをして頑張っていた20代の患者さんがいました。

糖尿病が悪化していくと、人体機能の根本を脅かすさまざまな合併症を引き起こす可能性があります。そのひとつが糖尿病性腎症です。

体内の老廃物をろ過し、体外へ尿として排出させる機能を持つのが腎臓です。その中心部分は「糸球体」という血管の集合体で、糖尿病による高血糖状態の血液は、ここにも大きなダメージを与え続けます。

そのまま放置しておくと、「末期腎不全」となり、体内に老廃物（尿毒素）や水分が蓄積し、尿毒症になって生命を危険な状態にしてしまいます。そこで、尿毒症の原料となるタンパク質の摂取量を制限します。

タンパク質を制限すると食事はおいしくなくなります。そうまでして頑張ったけれど、努力の甲斐なく、彼はついに人工透析をしなければならなくなってしまいました。

人工透析は血液をいったん体の外に取り出して、腎臓の代わりの透析装置で水分と

老廃物を除去した後、再び血液を体内に戻します。この血液浄化法は、1回4時間程度かかります。透析の患者さんは、生涯にわたって、これを週2、3回病院に通って行うのです。

その患者さんは、「どうせ透析になるんだったら、食事制限なんかしなきゃよかった。バカ野郎」と憔悴しながら、病院を後にしました。

人工透析になるという段階で、何か治療の手立てを探しても見つからないのは、終末期のがんと同じです。初期のがんと違い、その段階では治る見込みがありません。そのためいったん人工透析になると、人は、死ぬのと似たような心境を味わうといわれています。精神科医のエリザベス・キューブラー＝ロスが、自著『死ぬ瞬間』（中公文庫）で唱えた5段階の死の受容は、「否認」「怒り」「取引」「抑うつ」「受容」というプロセスです。

これから先は、一生人工透析をつづけていかなければならない。そういう絶望感から、死を告知された人と非常によく似た心理的プロセスに至るのです。死なないけれど、絶望する。そして、その後、受け入れるのです。

たしかに治療が万策尽きて、透析をすることになるというのは、精神的につらいことです。そうなった場合、医者としてはお詫びの言葉しか出ません。「本当にごめんなさい。透析になっちゃって」という気持ちになりますが、どうすることもできません。

いよいよ人工透析という段階になってから、「何かほかに方法はないですか」と言う人がいますが、その段階ではもうほかに手はありません。もっと早く来てくれていれば……、と思うしかないのです。

手遅れになってから後悔する人たち

人間は不思議なもので、自分は大病にはならないと思っています。がんは確実に死を意識しますが、糖尿病の患者さんのほとんどが、まさか自分が合併症を起こして死に至る病になるとは考えていません。そのため、生活習慣を改善する努力に身が入らないことが多いのです。

そもそも糖尿病は不規則な生活や偏った食事などにより起きる生活習慣病のひとつです。つまり、自分の生活習慣の乱れが病気を引き起こすのです。

ちなみに糖尿病には初期症状がほとんどありません。自覚できるような形では体に現れないため、いつの間にか症状が進行してしまうのです。

もっと悪いことに、糖尿病自体にもあまり大きな症状はありません。それを理由に治療をしない人も多く、そういった方は順当に合併症を併発します。そうなってくると血液がダメになってしまうので、苦しい闘病生活を送ることになってしまいます。

人工透析になる直前は、水がたまってきて息苦しくなったり、毒素がたまって嘔吐したり、死んだほうがマシだと思うほどつらくなります。合併症を起こしていよいよ、「健康に気をつけておけばよかった」と悔いるものなのです。

予防できたのに、やらなかったというのは後悔が残ります。「あのときにやっておけばよかった」と、なってしまってから悔やむことがないように、自覚を持って生活習慣を改めることが必要なのです。

本気で生活習慣を是正すれば、糖尿病は怖い病気ではありません。でも、「自分だけは人工透析なんかになりっこない」と思ってしまい、本気で生活習慣を改善しなければ、合併症を起こすリスクは確実に高まります。

「一生をかけて」ジワジワと患者の体をむしばんでいき、最終的に「死に至る病」へと導くのが糖尿病なのです。

問題は、どの時点で悔いるかですが、実際は、合併症を起こしたあとで悔いる人がたくさんいます。腎不全を起こした場合、透析直前の人が来ることが多いのです。

現在、人工透析患者は全国に約30万人います。新たに透析を導入する人が年間3万5000人を超えていますが、そのうち約40％を占めるのが糖尿病の患者さんです。

透析の患者さんも、3年ぐらいで人工透析をすることが当たり前になり、その生活を受け入れてきます。若くして人工透析になった人もいるので、30年間も透析生活という人もいます。

リスト **8**

なんでも「ラクしよう」としてしまった

魔法の薬を期待した

西洋医学では治しようがなくなって私のクリニックにいらっしゃる患者さんのなかには、こんなことを言ってくる人がいます。

「先生のところには、私の病気に効く薬があるんでしょう？」

なぜ病気になったのか、その原因を自分で見つけることもしないで、どこかに自分の病気を治してもらえる薬があるはずだと思い込んでいるのです。

そんなときは、即座に私はこうお答えします。

「そんなものはありません。私は魔法使いではありませんから。あなたの病気を治すのは、あなた自身しかいません」

ラクして何かできないかと考えているのが現代人です。糖尿病と診断されても、生活習慣を正すこともせずに、「これを飲んだら糖尿病が治る」と言われれば飲んで、すっかり病気が治るものと思い込んでしまうのです。

「やっているつもりだけど……」がいちばんいけない

そんな人に限って、暴飲暴食や運動不足による肥満で糖尿病のリスクを指摘されても、階段を使わずに平気でエスカレーターに乗っています。そして、「やせる薬はないですか?」と聞いてくるのです。

「体のSOSに、あなたが答えてくれなければどうすることもできませんよ」

私がそう言うと、決まってこんな答えが返ってきます。

「やっているつもりなんですけど……」

この「けど……」が問題なのです。「やっているつもりだけど、本当はやっていない」ということをきちんと自覚してもらわなければ、こちらはどうすることもできません。

健康のために体に負荷をかけることもしないで、ラクなほうへと逃げてしまうのがいちばんよくありません。「魔法の薬」や「奇跡の治療法」などというものはないのです。

それを自覚させるための方法が「死を意識する病気の発症」なのです。こうして、何かにつけ、「薬や誰かがなんとかしてくれるだろう」と思っている甘さを、痛烈に思い知らせるのです。

このままだと自分が死ぬと思えば、タバコもやめるし、食事も変えます。エスカレーターに乗らずに階段を上り下りするようになります。そして、考え方や生き方まで変えようとします。

体は頼みもしないのに勝手に動いてくれています。多くの人たちはそれを当たり前だと思い、体に感謝したり、体を思いやったりしたことはほとんどありません。それどころか、自分の体を痛めつけるようなことばかりしています。

それでは自分の体に対して失礼です。体は死を迎えるまで頑張って動いてくれています。もう少し自分の体のことを考えてあげてもらいたいと思います。

体をいたわるような生活をしてあげれば、体は喜んで反応してくれるはずです。

体が反応しようと思わない限り、外からどんな治療を施しても効果は期待できません。

リスト9

低体温を そのままにしてしまった

「冷え」はなかなか数値に現れない

私の外来に来る患者さんの多くが「冷え（低体温）」を訴えます。

東洋医学では、診療をするときに「腹診」（お腹に手を当てて診断する方法）を行いますが、私のこれまでの臨床経験から言っても、うつ病、不妊症、がん患者の方のお腹は、ほぼ全員冷えています。ヒンヤリとしていて、とても普通ではないと感じます。

肺がんで余命宣告を受けた武山さん（仮名、50代男性）もそうでした。

「そういえば体温が、いつも35℃くらいで低かったんです。ところが、最近は高いんですよ。なぜだか医者が説明してくれないんです」

西洋医学の検査では「冷え」はなかなか数値に現れてこないために、治療の対象とならず、それに悩む患者さんは少なくありません。

西洋医学は病気を叩くことしか考えません。そのため、免疫力が下がっているときにがんが発症しやすいというメカニズムや、自分の体ががんと闘おうとして自ら体温を上げて免疫力を上げているといったことは、あまり説明をしないのです。

西洋医学は敵がハッキリしないとうまくいかない

「冷え」とは、実際に低体温であること、あるいは手足や腰などが冷たく感じる症状あるいは体質をいいます。もともと東洋医学には「冷え」の概念がありました。

東洋医学では、病気を診るのと同時に、その人の体質や傾向を理解し、その延長線上に病気が存在すると考えます。そして、体を構成する物質を気・血・水の3要素でとらえ、「冷え」は気が足りない状態（気虚）、血が足りない状態（血虚）、血が滞っている状態（瘀血《おけつ》）として理解され、「冷え」が高じると、病気になるといわれています。

しかし、西洋医学には「冷え」の概念がありません。西洋医学は狩猟民族から生まれたものなので、敵をつくってそれをやっつける医療です。

バクテリアなどの病原微生物を原因とする感染症や、ターゲットとなる病巣がハッキリしている早期のがんなど、外科手術によって治療すれば根治が見込める病気には向いています。

しかし、敵がいない、あるいは敵がハッキリしない場合はうまくいきません。生活習慣病にかかわる、コレステロールや血圧、血糖などは、体の大事な機能を司るものですから、これらを手術で摘出するわけにはいきません。

「冷え」は万病のもと

「冷え」はなぜ問題なのでしょうか。

人間の体内には生命活動を維持するために、さまざまな酵素が活動していますが、この酵素がもっとも活発に働いてくれる温度は、深部体温（直腸温）で約37～38度です。体温が1℃下がると、酵素の働きが50％程度に落ちるといわれます。低体温ではタンパク質の合成酵素が働かず、必要な物質がつくれません。

たとえば、脳内伝達物質や各種ホルモンができなければ、精神病やホルモン異常が発生するかもしれませんし、遺伝子の修復酵素が働かなければ、がんやアルツハイマー病も誘発されかねません。

また、体内では血液がつねに循環していますが、赤血球は酸素を運び、白血球は免疫を担当し、血小板は損傷を修復し、血漿は栄養分を運ぶとともに老廃物を運び出しています。血液の循環が滞ると、細胞が活発に働かなくなり、熱産生率も低下して、体温が低下し、酵素も産生できなくなります。

このようにして、冷えは代謝障害、免疫不全、損傷治癒不全などをもたらすのです。そのため、冷えは万病のもとと言っても過言ではありません。

原因はストレス

「冷え」の原因はストレスです。ストレスを受けると交感神経が優位になり、交感神経の末端からノルアドレナリンが分泌されます。そうすると、副腎皮質からステロイドホルモンが分泌され、血小板が集まって血液が固まるのを促進します。血管も収縮して、血液がドロドロになって流れにくくなり、熱を運べなくなるため、冷えが起こるのです。

実際に病気になっている人は冷えているために、酵素反応が低下して代謝が落ち、血液の流れが悪くなり、免疫力も低下しています。それが心にまで影響が及ぶと、再び体の異常をもたらすという悪循環に陥ってしまいます。その悪循環を断ち切るためにもっとも簡単で手軽にできる方法が、体を温めることです。

温め効果をできるだけ高めるには、血流の多いところを温めることです。血液がたくさん集まるのは筋肉で、体の部位で言えば、お腹、腰、お尻、太腿、二の腕です。そこを集中的に温めると効果があります。お腹と腰はいちばんポイントとなる場所で、とくに「おへそ」周りは、血液のほとんどがここを経由して流れているところです。また、下半身の要衝が太腿で、お腹から腰、太腿にかけて、全身の筋肉の7割が集中しています。ここを温めればポカポカとなります。

自分の生活習慣などの間違いに気づき、それを改めることによって、代謝や免疫力が高まり、体は自然と良い方向に働いていくのです。

武山さんも「体を冷やしてはいけないという意味を、はじめて納得できました」と言い、「体温も低かったし、心と体を痛めつけちゃったからがんになったのでしょうね」と、自分の生活習慣ががんの原因をつくり出したと自覚しはじめました。

リスト 10

人に言えない悩みを引きずってしまった

別れられない愛人の存在が病をつくることもある

乱れた生活習慣が病気を引き起こすというと、ほとんどの人が食生活や夜更かし、飲酒・喫煙、運動不足などといったことを思い浮かべるでしょう。しかし、これまでの事例でも紹介したように、心の乱れも大病の原因となるのです。

「病は気から」ということわざがありますが、人の心が病気をつくり出してしまうことが本当にあるのです。

患者さんの本当の悩みは、じつは家族に話せないところにあることがあります。その悩みががんをつくり出す原因になることもあります。

佐藤さん（仮名、50代男性）は、ほかの病院で肺がんであることを告知されて私どものクリニックに来院されました。最初は奥様と一緒にいらっしゃいました。

「何かがんになってしまった原因はあるはずなんですが、心当たりはありませんか？」と聞いてみたのですが、タバコも吸わないし、仕事で大きなストレスを感じることもないので、思い当たることは特にないと言うのです。

しかし、後日佐藤さんはひとりで来院され、「じつは……」と話をしてくれました。佐藤さんの告白によると、不倫をしている女性がいました。しかも、かなり長い間関係が続いていると言うのです。「そのことが原因でしょうか」と恐る恐る私に打ち明けてくれたのです。

こちらの一家には、まだ小さなお嬢さんもいて、溺愛されています。夫婦仲も円満の様子です。傍から見れば、誰が見ても素晴らしい家庭に見えます。

しかし、ご主人は愛人の存在が知れたら家族から軽蔑されてしまうと、じつはずっと思い悩んでいたのです。家族は絶対守りたい。壊したくない。おそらく、その葛藤がストレスになり、がんをつくり出したのではないでしょうか。

私は人間の心は病気をつくっていると思っています。ある意味、病気は体からのメッセージだとも思います。だから、病気をつくってしまった理由を自分自身で受け止めて、正さなければ根本的な解決にはならないのです。

「その女性とは別れられますか」と聞くと、佐藤さんは「別れます」ときっぱり言いました。

潜在意識のなかに病気の原因が

人の心の力というのは、まだわからないことがたくさんあります。顕在意識というのは、海に浮かぶ氷山の一角のようなもの。その下の見えていない部分にはもっと大きな、海中の氷の塊のような潜在意識が隠れているといわれています。

人の心のなかの潜在意識が、人に与える影響を調べた実験があります。死刑囚に軽い拷問で痛い思いをさせたあと、目隠しをし、300℃に熱したスプーンをその死刑囚の腕に近づけていき、当てます。当然、死刑囚は悶絶し、気絶してしまいます。でも、じつは肌に触れたのは熱していない別のスプーンだったのです。しかし、死刑囚の腕を見るとくっきりとやけどが出ていたというのです。

この実験でわかることは、人間の意識は、冷たいスプーンを当てられているのに本物のやけどまでつくってしまう力を持っているということです。

それくらい人の心にはわからないことが多いのです。それでも、病気の原因としてストレスが挙げられることでもわかるとおり、心が体に影響を与えるということは、少しずつ理解されはじめています。

自分の意識のなかでは病気の原因に心当たりがなくても、潜在意識のなかには原因があるのかもしれません。人の心の奥底にあるものを侮ってはいけないと私は思っています。

心が薬を受け付けなくなった

平岡さん（仮名、30代女性）は、「私、薬が全部ダメなんです」と、アレルギー反応を訴えて来院されました。漢方薬を飲んでも体に蕁麻疹《じんましん》が出てしまうというのです。

診察をした結果、私はこの方の症状を疑いました。拒否反応を自分でつくっている気がしたのです。

そこで私は、調味料としての砂糖では何も起きないことを本人に確認したうえで、「この薬はアレルギー反応が非常に出にくい薬ですが、たまに出ることもあるので出たらご連絡ください」と言ってプラセボを出しました。

プラセボとは偽薬のことで、薬と言って出したのは、薬としての成分のない砂糖玉でした。

案の定、プラセボを服用した晩にすぐに反応が出て、「かゆくてしょうがない」と電話がかかってきました。ニセ薬が〝効いた〟のです。後日、ご主人と一緒に病院に来てもらうことにしました。

「だますようなことをして申し訳ありません。じつは、あれは砂糖玉で、薬ではありません」と伝えたところ、ご主人の反応は「やっぱりね」というものだったのです。

平岡さんが薬でアレルギー反応が出るようになったのは、食事療法に信奉してからだと、ご主人からうかがいました。

人間の心は病気をつくってしまうのです。

平岡さんは〝私の体は薬を受け付けない〟という病気をつくってしまっていたということです。

本人はまだ完全には納得してくれていませんでしたが、少なくとも、「薬がすべてダメ」ということではないことがこの一件でわかったので、食事療法だけでなく薬の服用も検討してもらうことにしました。

リスト 11

夜型の生活をつづけてしまった

早死にしたくなかったら午前0時までには寝る

早起きは三文の得と言いますが、これは非常に理にかなっています。ことわざには、なるほどと思わせる、昔から伝わる先人の生活の知恵を感じます。

健康的な生活を送るうえでは、人間の体は22時までに寝るのがいちばんいいのです。これは漢方の考え方に基づくことです。

中国の自然哲学では、自然界のことを陰と陽の相反する要素で考えます。陰と陽はお互いが補い合ってバランスをとっていると考えます。太陽に向かうものは「陽」、太陽に背を向けるものが「陰」となります。だから、昼は「陽」で夜は「陰」です。

漢方は中国の自然哲学の考え方を応用したものですが、1日に置き換えると、22時から2時に「陰」のピークを迎え、この時間帯に眠ることが体調を整え、傷んだ体を治すという経験則的な考えになっています。

その原則からいくと、病気の人は22時までに、健康な人も0時までには寝ることがよいとされているのです。この理論は、漢方医学だけでなく、解剖生理学的に見ても理にかなった考えです。

眠っている間、体のなかでは酵素が働き組織を修復してくれます。22時ごろから酵素が体のメンテナンスに入り、午前2時ごろにはメラトニンの分泌がもっとも活発になります。メラトニンは病気の原因となる活性酸素を中和してくれる抗酸化物質で、いわば体のサビ止めです。

だから、同じ長さの睡眠時間だとしても、たとえば22時から2時までの4時間と、3時から7時までの4時間とでは、前者のほうが体によい睡眠がとれるということになります。

朝型生活は時間の無駄減らしに最善の策

私の平均睡眠時間は3、4時間程度ですが、この原則にできるだけ従うようにしているので睡眠の質は悪くないほうです。

でも、深酒をしたときは、さすがに眠い。

なぜかというと、お酒を飲むとレム睡眠という眠りの浅い時間が長くなるので、深い睡眠に入る時間が少なくなるからです。逆に考えると、睡眠が浅くなるせいで、適量お酒を飲んで眠ると朝はスッと起きられます。

私は基本的には、3時に起きて執筆の時間に当てています。

子どもたちが起きてきたら、仕事を切り上げる区切りにするために始めた習慣です。朝型の最大のメリットは、頭がすっきりしていて仕事がはかどることです。

逆にデメリットは、タイムリミットがあることです。医者は若いころから当直などで訓練されていますから、夜起きていることに強い人が多いのですが、エンドレスになってしまうと、体にもよくないし、どこかで必ずしわ寄せがきます。

だから、私はタイムリミットというデメリットを利用して、執筆の仕事は、ここからここまでという区切りが守れるように朝早く起きてやることにしているのです。

第三章

医者任せにしてしまった

リスト 12

「病院に行けばなんとかしてくれる」と思い込んでしまった

医者は、あなたの病気を治せない

ほとんどの患者さんが、「病院に行けばなんとかしてもらえる」と思っています。でも本当は、医者はあなたの病気を治すことはできません。

たしかに、医者は命を救うのが仕事です。目の前に来た患者さんを救うことを使命と考えています。しかし、第一章でお話ししたように、医者は根本原因がわからなければ治せるとは言えないのです。

現在、病名がついている病気のほとんど、とくに、自分の体のなかでつくってしまう生活習慣病やがんは、その根本原因がわかっていません。根本原因がわからなければ病気は治せないのです。

原因がわからなければ、医者ができることは「薬や治療法を使って、その病気を一時的に抑え込む」ということだけです。しかし、延命することはできても、原因がわからない限りその病気を治すことはできません。

医療技術は日進月歩で進化していますが、症状を抑える治療をしたり、薬を出したりすることを繰り返すだけなのです。

私は30年間腎臓内科医をつとめていますが、その間、腎臓病の治療方法はほとんど変わっていません。その多くは、ステロイドホルモンや免疫抑制剤の投与の継続です。高血圧症にしても、根本原因を取り除くのではなく、薬で血圧をコントロールしているだけです。病気を根本から治しているとは言えません。

現実には、死なせない医療技術の進歩と、世界でもまれなほど手厚い国民皆保険制度が、患者さんの間に「病院に行けばなんとかしてくれる」という依存体質をつくってしまっているように、私には思えてなりません。

その結果、病気を根本治療することができず、延命治療をつづけることによって寝たきりになってしまう患者さんがたくさんいらっしゃるのです。それでも医者は延命治療をつづけます。患者さんご自身の意思、あるいは患者さんのご家族の意思がなければ延命治療をやめることはできないからです（詳しくは第四章を参照してください）。

現代の西洋医学の3割は効かない

現代の西洋医学は、だいたい治療の7割ぐらいに効力があると一般に言われています。それでも、3割は効かないということです。

西洋医学は急性疾患や感染症などの原因究明と治療方法の開発によって発展してきました。その反面、生活習慣病などの慢性疾患、原因不明の病気などには、治療方法が見つからないといった例が少なくないのです。

欧米ではすでに、伝統的な西洋医学の手法の欠点を補い、患者さんを全人的に治療できる相補・代替医療が盛んに行われるようになっています。

相補・代替医療とは、人間の自然治癒力に働きかけて、心身の健康的なバランスを回復させることに主眼を置くさまざまな治療法を総称したもので、現代西洋医学では一般に認められていないもの、用いられていないもの全般と考えてもらえばいいでしょう。

一方、日本にはさまざまな民間療法の伝統があるものの、保険診療制度に漢方が部分的に組み込まれる程度で、日本の医療現場では西洋医学が主流をなしています。
こうした状況のなかで、私は世界的にも関心が高まっている相補・代替医療に、西洋医学的アプローチを含めた「統合医療」に関心を持ち、医療の現場で実践してきました。

患者中心の医療を

私は、患者さんにはなるべく多くの選択肢を持つ権利があり、その情報を提供するのが医療者の役割だと考えています。そのためには、西洋医学では埋められない部分で他の手段も必要なのです。

統合医療にはさまざまな定義がありますが、私は次のように考えています。

「統合医療とは、年齢や性別、性格、生活環境、人生をいかに生き、いかに死んでいくかまで考えたうえで、西洋医学、代替医療を問わず、あらゆる療法からその人に合った療法を見つけ提供する、患者さん主体の医療である」

統合医療は、西洋医学でカバーできない部分を他の手段でカバーしましょうというものであって、西洋医学を否定するものではありません。

もう少しシンプルに表現するなら、患者さんのためになるならば、西洋医学も、現代西洋医学では一般に認められていないもの、用いられていないものも、患者さん一人ひとりの立場になって選択して提供するのが統合医療だと説明しています。

病院を訪れる患者さんの希望は何かというと、「早く治りたい」「完全に（確実に）治りたい」「痛くない」「（治療費が）安い」の4つに集約されると思います。

医者の側から言えば、「安全性」「有効性」などもあるかもしれませんが、それらも究極的にはこの4つのなかに含まれてしまうでしょう。患者さんにとっては、この4つが揃っていれば、おそらく、それ以外の望みはないと思います。

私たち医師の役割は、こうした希望を持つ患者さんの目線、患者さんのものの考え方や条件に合致した治療法を提供することです。この観点からすれば、患者さんにとって西洋医学、東洋医学、代替医療などの区別は本来関係がないものです。患者さんにとって、より安全で効果のある方法が最優先事項となるのです。

リスト 13

病気のせいで夢をあきらめてしまった

がんを引き起こしたトラウマ

死を前にした患者さんが、ご自分の夢に全力で挑戦できなかったことを悔やまれることは少なくありません。

とくに、治療を医者任せにしてしまったために、命をあきらめざるを得なくなってしまった場合は、悔やんでも悔やみきれないでしょう。

もっと早い時期に、夢に挑戦できなかったという思いが病気の原因だということに気づいていれば、本当はまだ望みがあったはずなのです。

がんが背骨に転移して、激しい痛みに苦しんでいた高井さん（仮名、50代男性）は、夢に向かうことで奇跡を呼び起こしました。

高井さんの病気の原因を見つけようと退行催眠を試みたところ、高井さんにはトラウマがあったのです。それは、音楽をつくりたかったのに夢がかなわなかったことでした。それが心の傷になっていたのです。

私は「今からでも遅くないですよ。好きな音楽をつくればいいじゃないですか」と話しました。そして、漢方医療やホメオパシー、音楽療法などあらゆる治療法を併用して行いましたが、私が「この治療なら治るかもしれない」とすすめた治療はひとつもありません。

そして、がんの痛みを緩和するため、放射線科の治療を受けてもらうことにしたのです。ところが、高井さんを診察した放射線科の医者から「どこにも転移は見られません」という電話を受けたのです。

なんと、がんは高井さんからすっかり消えていたのです。

私には、どの治療が奇跡を起こしたのかわかりません。私は患者さんが希望する治療を提供しただけで、どの治療が効いたのかはわからないのです。ただ、高井さんががんになった原因をつきとめるお手伝いをしただけです。

もちろん、それですべての患者さんが完治するわけではありません。しかし、たとえ完治しなくても、医者にかからずにすむようになるとか、病気と仲良く付き合えるようになるとか、患者さんが苦しまずに病気と共存していく方法はたくさんあると考えています。

病気が完全になくならなくても、自分が幸せに日々を過ごしていけるなら、それは病気が治ったことになるのではないでしょうか。

人間の体には、優れた免疫機能や代謝機能が備わっている

そもそも、体がもともと持っている「生きる力」が阻害されて病気になるのです。ちょっとむずかしいかもしれませんが、ご説明しましょう。

受精卵の驚異的な成長や分化に、あるがん遺伝子は必須ですが、その発現は誕生とともに減退あるいは休止します。「休む」ということは、その細胞が何もしなければ読み込まれない位置に隠れて存在しているということです。

ところが、私たちが生活していくなかで、ストレスを抱えたり、過剰な紫外線を浴びたり、ダイオキシンのようなものが体内に入ったりなどすると、読み込まれるはずのないものが読み込まれてしまうことがあります。これが、がんの発生のきっかけになるのです。

私たちの体は60兆個もの細胞から成り立っていますが、この細胞のひとつの遺伝子に対して、毎日なんと１００万回ものアタックがあります。

一方、私たち人間の体内には、遺伝子の修復システム（遺伝子修復酵素やアポトーシス＝遺伝子に組み込まれた細胞死。おたまじゃくしの尾が消滅していくときに機能する現象）も働いています。たとえがん遺伝子が読み込まれそうになったとしても、ほとんどの場合、その遺伝子はまたたく間に修復されます。

しかし、一部は修復しきれず、平均してひとつの遺伝子異常が残ります。体には60兆個の細胞があるのですから、60兆個の遺伝子異常が起き得ます。そして毎日3000〜5000のがん細胞が発生するのです。ところが、その発生したがん細胞は、すみやかに免疫システムが消去してくれるのです。

このようなダイナミックな生態反応、免疫システムの結果を、私たちは「健康」と呼んでいますが、何かの歯車が狂って、その異常な細胞が撲滅されずに出てきたものが、がん細胞なのです。

病気は治らないはずはない

代謝も、できてしまったがん細胞を撲滅する機能を持っています。

細胞レベルで見ると、どんなに入れ替わり速度の遅い細胞でも3年経ったら入れ替わります。人間の体の入れ替わりのなかで、骨の入れ替わりがいちばん遅いのですが、私の患者さんのなかに80歳を超えてから骨密度が上がった方がいたほど、年をとっても人間の体の中身は入れ替わるものなのです。

このように、人間の体には、優れた免疫機能や代謝機能が備わっているのです。ですから、仮に病気になったからといって、あきらめないでほしいのです。私は人の細胞の活発な入れ替わりや、優れた免疫機能を考えれば、病気は治らないはずはないとさえ思っています。

「治らない病気」という言い方は、その医者の思い上がりであって、本来であれば、「現時点で、私は治す方法を知りません」と言うべきです。そうでなければ、「自分の知る限りでは……」と言えばいいと思います。

医者に「治らない病気」だと言われても、あきらめてはいけないのです。

リスト **14**

もっと真剣に
リハビリをしておけばよかった

リハビリしないで「立たせてくれ」はあり得ない

ある患者さんが娘さんを伴っていらっしゃいました。人工透析をしている人でしたが、車いすに乗ってきて、開口一番、こう言いました。

「立てるようにしてくれ」

その患者さんの足を見ると、まるで骨に皮膚がくっついているかのように、足はやせ衰えていました。

「リハビリはやっていますか」と聞くと、「やっていない」と言います。「私の診察を受けるまで、どれくらい待ちましたか」とうかがうと、「2年」ということでした。

その患者さんは、私のところに来るまで2年間も時間があったのに、リハビリは何もやっていなかったのです。それなのに「立たせてくれ」と言うのです。私に魔法か何かを期待しているのでしょうか。

私は言葉を選んで指導をはじめました。

「立って歩くには筋肉が必要です。筋肉をつけるには、リハビリをしてご自分で努力をするしかありません。医者が何かをできるわけではありませんし、薬で筋肉をつけるなんてこともできるはずがありません。2年間お待ちいただいている間に、立って歩くためにご自身で努力できることがあったはずですよ」

この患者さんが車椅子生活をしているのは、脊髄損傷などの機能的な問題からではありません。自分で努力をすれば回復する可能性は大いにある状態なのです。

リハビリをしなければ、不自由になった体は元のようには戻りません。こんな当たり前なことをなぜ理解しないのでしょうか。第一章でもお話ししたように、医者は患者さんが治っていく背中を押すことしかできません。

努力もしないで病気は治るはずがない

リハビリをしなかったことを後悔して亡くなっていく方は少なくありません。

日本人はどうしてこんなに依存心が強くなってしまったのでしょうか。誰かが何かをしてくれる。そういう考えを正さないと、病気は治るはずがありません。

70歳、80歳まで元気でいたいのであれば、自分の間違っている生活を正すのが、まずはじめなければいけない第一歩と言えます。何もしなければ、高齢者は年を重ねるごとに足腰が弱くなります。年をとって行動範囲が狭くなり、体力もなくなってしだいに外出も億劫になる。

これを繰り返しているうちに、筋肉もどんどん弱くなって、いつしか足腰が立たなくなってしまうのです。

これではいけません。年なんだから仕方がないとあきらめずに、一日一度は散歩に出かけるとか、決まった時間に体操をするなど、これだけは必ずやろうという目的や自覚を持って生活してほしいものです。

働き盛りの世代に「何がいちばん大切ですか」と聞けば、「仕事」と言う人もたくさんいるでしょう。けれども、病気になると、これまで生きがいにしていた仕事もできなくなってしまいます。

そう考えると、いきいきと仕事をするためにも、健康がより大切なものであることがわかるはずです。ましてや、自分が死んでしまうと考えたら、ご自身の生活環境で、見直すべきことはたくさんあるはずです。

リスト 15

途中で病院を替えることを躊躇《ちゅうちょ》してしまった

患者側の遠慮があらゆる「後悔」を呼び起こす

私の弟の義母が、原因不明の肺炎になったときのことです。弟から「かかっている病院で、原因がわからなくて有効な治療法がないと言われたんだけど、どうしよう」という連絡がありました。

私は、「こちらで診るから」と転院させるように言ったのですが、今診てもらっている病院に遠慮があったのか、あれこれ考えるうちに容体は日に日に悪くなり、義母はそのまま亡くなりました。

「もっと早い段階で違う病院を探せばよかった……」

言っても仕方がないことですが、患者さんご本人も、その家族も、悔やんでも悔やみきれません。

しかし、かかっている医者への遠慮と、ほかの病院に移ることへの罪悪感から、患者さんやその家族の方たちが、最期まで行動を起こさないケースはけっして少なくありません。

私のクリニックに通う瀬島さん（仮名、40代男性）の場合もそうでした。

「妻が原因不明の発熱からはじまって急性腎不全になってしまったのですが、かかりつけの病院から『なぜ急に病状が悪化したのかがわからない』と言われ、人工透析はしているものの対症療法だけしかやってもらえず、状態は一向によくなりません」

それで、どうしたものかと私に相談にきたのです。

私は腎臓の専門医がいる病院を一刻も早く探して診てもらったほうがいいとアドバイスしました。ところが、奥様が「今の先生に悪いから」と、他の病院に行くことに消極的になっているというのです。

原因がわからないと言い張っていたのですから、その病院に奥様を治すことができないのは自明です。そこを早く見きわめて、別の病院でセカンドオピニオンを受けていれば、急性腎不全という危険な病態にはならずにすんだかもしれません。結局、この奥様は膠原病《こうげんびょう》に伴う急性腎不全で亡くなりました。

もし、ほかの医者に相談したことで主治医の態度が変わるようなら、それは紛れもないドクターハラスメントですから、病院自体を替わったほうがいいでしょう。

患者は自分自身で自由に治療を選ぶべき

今の医療現場では、医者は権威で患者は医者を仰ぎ見るようなおかしな関係性がはびこっていて、医者の偏った価値観の押し付けは、残念ながら多くの病院で起きています。それに対する患者が医者任せだったら、両者の関係はまったく変わらないし、よくなりません。医者＝権威という意識はすぐにでも壊していかなくてはなりませんが、患者さん側にも過剰な遠慮があるのではないでしょうか。

西洋医学の治療は日々進化しています。明日には画期的な治療法が誕生しないとも限りません。

私は、西洋医学であれ、東洋医学であれ、代替医療であれ、その患者さんのそのときの症状に適した、いい治療をなんでも取り入れるべきだと考えています。また、自分が行っていない治療が適していると思えば、患者さんにそう話します。

患者さんもまた、医者の言いなりになって治療を受けるのではなく、自分自身で自由に治療を選ぶべきです。

代替医療を主治医が否定した

多くの医者は、患者さんが自分の治療方針とは違うことをやろうとすると嫌がります。いちばんの理由は自分の治療の効果がわからなくなるからです。

医者のなかには患者さんから「漢方薬も併用したい」と言われると、「私の治療方針に従えないなら、もう診ないよ」と、自分の治療方針以外は認めない医者もいるといいます。たしかに、医療は患者さんの体を預かるという責任がありますから、そのことの正当性もわかります。しかし、患者さんに治療方針を押し付けてはいけないと私は思うのです。

私の知る限り、がん患者の大半は主治医の治療方針以外に、補助食品などを利用しているのではないかと思っています。それを主治医に知らせなかったら、治療方針を見誤ってしまうこともないとは言いきれません。

私のところにも、化学療法をしながら代替医療もやりたいという患者さんが来ます。

その方たちの多くは化学療法をしている医者の顔色をうかがっていて、「先生、向こう（化学療法）の先生には内緒にしてください」とビクビクした様子で言ってきます。同じ病院内でも、たとえば「痛みが緩和しないから漢方薬を処方してほしい」と別の医者のところに行くケースもあります。そんなとき、患者さんは「主治医の先生に悪いから、漢方のことは内緒にしてほしい」と言うのです。

病院内のカルテは共通ですから、そんなことは主治医には筒抜けです。治療で気になることがあるのであれば、それをきちんと主治医に相談すればいいだけのことです。それで結果的に漢方薬を飲むことになるかもしれませんし、また違う方針が出てくるかもしれません。

私は、患者さん側もほかにどんな治療を望んでいるのか、どんな補助食品をとっているのかを、ありのまま主治医に伝えないといけないと思っています。

だから私は「よくなったら、そちらの先生にカミングアウトしてくださいね。よくなれば、医者に嫌われたっていいんだから」と言っています。そうしないと、化学療法の医師も、自分の治療が効いてよくなったと勘違いしたり、統計にも狂いが生じたりしてしまいかねないからです。

リスト 16

セカンドオピニオンを聞かなかった

化学療法で乳がんが消えたのに

乳がんの場合、化学療法を事前にやって患部を小さくしてから手術をするケースがあります。石野さん（仮名、40代女性）の場合、化学療法をやって患部のカタマリが消えたのです。

ところがおかしなことに、そうやってカタマリが消えても、医者は手術は予定どおりに行うと言い出しました。いったいなんの手術をするかというと、がんがあったと思われるところを切るというのです。その医者は石野さんに、「確実なものにするから」と説明したそうですが、まったくもっておかしな話です。

おそらく、手術をすれば、「自分はできることを精一杯やった。再発しても私の責任ではない」と言えるからでしょう。

治療方針のほとんどは主治医の独断で決まる

日本の医療の現場では、主治医が自分の専門分野の土俵で話すことがほとんどです。

だから、外科に行けば手術できるものは手術ありきになってしまっていて、それ以外の治療方法は考えない、というのが当たり前になっています。

たとえば、食道がんの患者さんを診たのが外科の医者だと、「この患者は、がんの摘出手術しかないな」と決めつけてしまいます。たしかに日本での治療実績や経験という意味では、手術が標準治療かもしれません。

しかし、食道がんであっても、まず手術ありきではないのです。放射線治療と抗がん剤を組み合わせる方法でも結果はほぼ同じです。

本来であれば、内科と外科の医師がチームを組んで、治療方針を検討したうえで選択肢を提示して患者さんに選ばせるべきなのです。でも、日本ではこうした「チーム医療」はまれなケースで、治療方針のほとんどは、主治医の独断で決まります。

食道がんの手術は胃がんや大腸がんの手術に比べて治療成績が高くなく、患者さんの体力を消耗させて合併症や後遺症のリスクも高いのですから、「あのとき、化学療法プラス放射線治療を選択していれば……」と後悔する可能性もないとは言えません。

こうした偏った価値観の押し付けは、残念ながら多くの病院で起きていることです。

だからこそ、患者は医者任せにしてはいけないのです。

治験病院で治療放棄されてしまった

反対に、手術を拒否されたというケースもあります。

食道がんになった患者さんが、ある病院で化学療法の治療を受け、経過も良好だったのですが、それから5年が経って同じ病院で検査を受けたところ、今度は大腸ポリープが見つかったのです。

そのとき、その病院の医者はこう言ったそうです。

「この病院ではあなたは食道がんの患者で、その経過は良好ですから、もうあなたの治療はしません。大腸ポリープの摘出をやるなら、ほかの病院に行ってやってもらってください」

これは完全に治療放棄、医療法違反です。その病院は別名〝治験病院〟と呼ばれ、新薬を試すことには非常に積極的なのですが、治験に該当しないものについては我関せずで、ほかの病院に行くようにと追い払ってしまうらしいのです。

セカンドオピニオンをためらってはいけない

治療について後悔しないためにも、患者側も、医者の言うことを鵜呑みにしたり、主治医以外にセカンドオピニオンを求めることをためらわず、治療方針はきちんと自分の意思を持って決めるべきです。

患者さんも、「医者は専門家なのだから、素人が口をはさむべきではない。任せておくべきだ」という上下関係に慣らされてしまっているため、「先生がおっしゃるとおりにします」と、全部医者に依存してしまうのでしょう。

でも、自分の体のこと、病気のことなのですから、十分に納得がいくまで医師に聞いたほうがいいと思います。他人の言いなりになって悪い結果になったら、悔やんでも悔やみきれないということになるからです。

多くの医者は基本的に「自分の治療方針は正しい」と思っているので、それを押し付けてきます。でも、方法はほかにもあるかもしれないのです。

こんな患者さんもいらっしゃいました。ほかの病院で乳がんと診断されて、青山の私のクリニックに相談に来たのです。

最初に診断した病院では、化学療法をすすめられたのですが、髪が抜けるから化学療法ではなく手術をしてほしいと言うのです。そちらの病院にも同じ意思を伝えたところ「治療方針に従えないなら、ほかに行くように」と言われたと言います。

化学療法の副作用で髪の毛が抜けたとしても、髪の毛はまた生えてくるのですから、「髪が抜けるのが嫌だから全摘出してくれ」と言うこの患者さんも極端ではありましたが、だからといって「治療方針に従えないなら、ほかに行くように」と言うのはどうかと思います。

副作用で髪の毛が抜けたとしても、また生えてくることをきちんと説明したうえで、それでも化学療法による治療方針を受け入れてもらえない場合には、「それなら、こちらの（外科）病院をご紹介しますから」と言うべきではないでしょうか。

リスト 17

薬で心の病気を治せると思ってしまった

西洋医学は心と体を一緒に診ることができない

西洋医学は心と体を一緒に診ることができません。とくに日本はそうです。

以前、精神科医の教授から回診を頼まれたときに、なぜ私に頼むのかを聞いたことがあります。すると教授は「精神科医は体を診られないいんですよ」と内科の私に言ったのです。これは間違いなく、心と体を切り離して考えている日本の医療体制の縮図ではないでしょうか。

反対に体の医者は、内科も産婦人科もそうですけれど、検査で原因が見つからないと、「それは、あなたの気のせいですよ。本当に気になるなら精神科に行きなさい」と言って、患者を突き放してしまいます。医者のモラル低下も甚だしいものがあると感じる瞬間です。

体の医者が「精神科に行きなさい」と言うその裏には、自分たちに心の病気はわからないという気持ちがあるからです。精神科にしても、内科にしても、西洋医学では、完全に心と体を二元論で考えています。だから、日本の医療は、「ストレスがあったら精神科へ行って薬を出してもらってください。潰瘍があれば、内科や外科の体の医者が治します」。そういうスタンスしかないのです。

しかし、西洋医学では、ストレスが原因で体の部位に潰瘍ができたとか、具体的な状態になってはじめて処置する手立てがあるのであって、心自体の病に対処する方法は、体の医者は残念ながら持ち合わせていないのです。

薬で心の病が治ると思ったら大間違い

では、精神科の医者は心の病にどう対処するかというと、抗うつ薬や睡眠薬といった向精神薬を出して反応を見ているだけです。症状が治まらないと別の薬を処方し、改善しなければ、どんどん薬の種類を増やしていく。

心と体を同時に診るということでは、心療内科があります。しかし、日本には心身医療から出発した本来の意味での心療内科は片手で数えられるほどしかありません。

全国に医学部医学科のある大学は80ありますが、そのうちの5％程度しかないのです。

心療内科を標ぼうしている医者はたくさんいますが、多くの成り立ちは精神科です。どうして精神科が心療内科の看板を掲げるかというと、精神科というとイメージが悪いようで、患者さんが来にくいからということのようですが、受診する患者さんを混乱させてしまうのは大問題です。


では、心療内科はどのような病気を診るのでしょうか。たとえば、気管支喘息の患者さんのこれまでの病気の経緯を診察したら、明らかに心理的ストレスが関連していると認められる場合です。つまり、体の症状がメインです。日本心身医学会では「神経症やうつ病など、ほかの精神障害に伴って起こる身体症状は含まない」と定義しています。

しかし、死を目前にした人はうろたえ、怯え、たいていの人が精神を病んでいます。だから、医療の現場では、心と体、そして、患者さんをとりまく環境等も統合的に診ていく医学が必要とされているのです。

リスト 18

健康診断で病気にされた

健診のせいで不要な手術までするはめに

人に話すと驚かれるのですが、私はがん検診を受けていません。今受けていないばかりでなく、一度も受けたことがないのです。理由は医者にかかるのが嫌いだからです。

その理由はさておき、もともと、近しい親族にがんで亡くなった人がいない家系ですから、がんにはかからないだろうと思っています。がんは親から子へ遺伝する病気ではありませんが、がんができやすい体質が遺伝する可能性はあります。こうした遺伝的要因が、私の家系では少ないということです。

そのほかに、がんは生活習慣も発生の原因になります。体が通常の状態のときは、発生したがん細胞は免疫や代謝機能で撃退されます。免疫担当細胞やアポトーシスでがん細胞をやっつけてくれます。

しかし、本来がん細胞を一掃してくれるはずなのに、悪い生活環境によって免疫機能が落ちていると、がんができやすくなります。体の冷えや精神的なストレスが免疫機能を低下させる原因になります。

このように、がんになる異常遺伝子がたくさんできないように、冷え対策をし、ストレスを感じる生活習慣は正す。そういう工夫もしていますから、胃がん、大腸がんなどになることは、まったく心配していないのです。

ただ尿路結石症に実際になったときは、痛くてたまりませんでした。痛いけれど、放っておいたら死んでしまうというものではありませんから、痛み止めと結石防止のための薬は飲んでいます。

私が受けている検査はB型、C型肝炎だけです。それと、結核だといけないからレントゲンは撮っています。これは診察で向き合う、患者さんへの最低限の礼儀だと思って受けているのです。

そうすると、どうしても採血されてしまうので、ほかの値も必然的に見えてきます。私の場合は、コレステロール値も、尿酸値も高めなのですが、それは私なりのやり方でコントロールできているので問題がないと思っています。

もちろん、私と同じようにがん検診を受けないことをすすめているわけではありません。一般の方は、受けて精神的に安心するならば、受ければいいでしょう。ただ内心は、「よせばいいのに」と思っています。病気にかかるのを前提に考えていたら、自然に治るようながんまで見つけ出してしまい、手術するはめになるかもしれないのです。

メタボ健診「要治療」で大量の薬を飲まされる

2008年4月より40歳から74歳までの公的医療保険加入者を対象に、特定健康診査、いわゆるメタボ健診がはじまりました。メタボ予防は将来の生活習慣病の重症化と、その延長線上にある「3大疾患（がん、心臓病、脳卒中）」を予防することが主旨です。

本来メタボ健診は、「受診者が自分の体の状況を把握する指標」として位置づけるべきもので、数値に対して神経質になって余計な治療を受けるためのものではありません。そもそも、メタボの基準、そしてそれに対する対処法には、医療従事者のなかでも賛否両論があるのです。ところが、実際は基準値を少しでも上回れば「要治療」とされ、大量の薬を飲まされるなど、余計な治療が行われているのが実情です。

これでは、生活習慣病を予防して医療費を減らしていくというよりは、病気か病気でないかのグレーゾーンの人を掘り起こして薬漬けにしていると言えなくもありません。糖尿病、高血圧症などの慢性疾患の病気は、ほどよくコントロールすれば医者や製薬会社が儲かると言われていますが、これではまさに、医者と製薬会社を儲けさせるようなものです。

生活習慣病は減っていない

たしかに、生活習慣病は自分で管理すれば予防することができます。だからといって、メタボ検診の義務化が生活習慣改善に役立っているとは思えません。

メタボ検診の実施を決める前は、国は生活習慣病が25%削減になると触れ回りましたが、実際、メタボ検診をやってからも生活習慣病は減っていません。生活習慣病にかかわる医療費は増え続けたままで、挙句の果てに増税ですかと文句を言いたくなります。

愚策だとわかっているのに、なぜつづけるのでしょうか。製薬会社や医師会からの働きかけがあったのではないか、と批判されても仕方がない状況だと私は思います。

自分の健康は自分で守るのが基本です。必要もないのに病院にかかるのは間違いです。「病気の原因は自分自身にある」と認識して、生活習慣などの間違いに気づき、主体的に改善してください。そうでないと、消費税を上げていくらまかなおうとしても、増えつづける社会保障費を負担できず日本はいずれ破たんしてしまいます。

きちんと病気になる

私は69歳まで生きるのが目標です。34歳で結婚しましたから、69歳まで生きれば、私の半生は妻と一緒に過ごしたことになるからです。まあ、そこまで生きれば、義務は果たせたかなと思うからなのですが、これを言うと妻は嫌がります。

本当のところ、悔いが残らない人生なんてあり得ないと思います。でも、自分の人生に何か区切りをつけないと、死ぬための準備ができないと思うのです。だから、そこまでできたら人生上々だと思えるところを決めて、やりたいことをひとつひとつ実行する。そうすると生活がいきいきとして目標も達成できるだろうというのが、私の提唱しているQOD、つまり死の質を高めましょうという考え方です。

リスト 19

薬漬けになってしまった

風邪に抗生物質を出す医者は疑え

病気の種類にかかわらず、なんでもかんでも「薬を出しておきましょうね」が第一声の医者は無責任です。

私は講演などで必ず「風邪の常識力」という話をスライドとともにご説明します。みなさんが、どのくらい常識をお持ちでいらっしゃるかをテストするもので、正しいと思ったら挙手してもらいます。

ではやってみましょう。

風邪に抗生物質は有効ですか？　答えは、いいえです。

風邪のひきはじめ、風邪薬は早めに飲んだほうがいいですか？　答えは、いいえです。

熱があったら冷やしたほうが早く治る？　答えは、いいえです。

熱が出るというのは、体が熱を発して風邪の原因と闘っているのであって、それを風邪薬を飲んだり体を冷やしたりして熱を抑えてしまったらまったくの逆効果です。

それに、風邪で抗生物質を飲んでしまったら、逆に腸内の善玉菌を殺してしまいますので、免疫力が低下して風邪の治りが悪くなってしまいます。

風邪に抗生物質は効きません。日本呼吸器学会は『呼吸器感染症に関するガイドライン』のなかで、急性上気道炎、いわゆる〝風邪症候群〟の治療法について述べたなかで、「上気道炎（＝風邪）の原因はほとんどがウイルスであることを理解し、抗菌剤の濫用を避けることが重要である」としていますし、日本感染症学会でも、「風邪に抗生剤は無効。二次感染の予防にもならない」との見解を出しています。

抗生物質は、もともと微生物やバクテリアを退治してくれるものです。でも、風邪の原因であるウイルスには効果がありません。そのうえ、抗生物質を一日飲んだだけで、腸内の善玉菌が全滅してしまいます。その結果、免疫機能は大幅に低下してしまう恐れがあります。

現代の医療は、総じて裁判沙汰にならないための医療だと言われています。つまり、仮に誤診によって万が一のことがあった場合に、医者が患者に訴えられても訴訟に負けないように、ということが頭の片隅にある医療（エクスキューズ医療）なのです。

先ほどの風邪に抗生物質を出すケースに照らし合わせれば、風邪で死ぬ人はまずいません。だから風邪に抗生物質を出して全然治らなくても、風邪で死ぬことはまずないから、訴えられることもありません。

万が一の誤診に備えて「出しておけばいいや」

抗生物質が効くのは、細菌性の肺炎や気管支炎、扁桃炎です。にもかかわらず、風邪で病院に行って、抗生物質を処方されたことがある方も多いのではないでしょうか。そのことには疑問を感じるべきだと思います。

なぜ医者が、普通の風邪に抗生物質を処方するのでしょうか。それは、風邪の症状と見られるものが、細菌性のものを否定する力がないからです。

風邪だと診断できれば、抗生物質は無効です。むしろ腸内の善玉菌がダメージを受けて全身の免疫力が落ちて、治りにくくすらなってしまいますが、まず死ぬことはありませんから訴えられることはありません。しかしながら、もしも細菌性肺炎に抗生物質を投与しないで不幸な結果になってしまった場合、医者の責任が問われます。

抗生物質を投与しておけば、万が一のときも安全だという思い込みが、医者にあるからなのです。万が一、自分の「風邪」という診断が間違っていた場合、患者さんから訴えられない保証はありません。だから、自分に対しての保険をかける。じつは肺炎だったという万が一の誤診に備えて「抗生物質も出しておきましょう」となるわけです。訴訟を起こされるのが怖いものだから、「まあ、薬を出しとけばいいや」という感覚です。そんなことも積み重なって、今日本は、世界の抗生物質の7割を消費しているとんでもない国になってしまいました。

自分が服用している薬を知っているか？

こういったおかしな現状を容認している原因のひとつには、患者さん側の医者任せの依存体質もあると思います。

私のところに診察に来る患者さんに、「今飲んでいる薬は何ですか？」と聞くと、「白くて、丸いの」と本当におっしゃった方がいました。白くなく、丸くない薬を探すほうがむずかしいくらいです。

医者から処方されるままだから、自分が服用している薬が、何の薬かもわからない。仕方なく、お薬手帳を見せてもらうと、胃を整える薬が二重に出されていても気がつかず、不必要に両方飲んでいる。胃腸科と整形外科、体の別々の症状で別々の科にかかっているから、医者もそれぞれに処方してくる。

患者さんは医者に言われれば、無条件に従ってしまうから、まったく同じ薬が出ていて、二重に服用していても気がつかない。そういうことが起こってしまうのです。そうした背景があって、日本では「抗生物質は効く」という神話ができてしまいました。ただの風邪なのに効きもしない抗生物質を処方するのは、医者や製薬会社を儲けさせるのみならず、風邪を治すシステムも壊してしまいます。そして、そんなことをつづけていたらこの国は滅びてしまう。そのくらいの危機感を持つべきです。

ノロウイルスの治療でもいい加減なことをしている医者はたくさんいます。じつはノロには〝効く薬〟がありません。もしも、患者が水すら飲めないような状態ならば点滴が必要ですが、水分がとれているのなら、あとはウイルスが体から出ていくのを自然に待つしかありません。

下痢止めなどを処方するなんてもってのほか。ウイルスが体から出ていくことができなくなり、かえって悪化するだけです。こんなこと、少し考えればわかるはずですが、実際に処方する医者がいるというのですから恐ろしいことです。

リスト 20

医者に薬の服用を強要されてしまった

70代、80代になったらリスクをどうとらえるか

「血圧を下げる薬は一生飲みつづけなければいけないのでしょう?」と言われる患者さんがいますが、それは違います。そのことを高血圧のリスクという面からお話ししましょう。

高血圧で怖いのは、脳卒中や心筋梗塞、腎不全などの病気になるリスクが高いことです。また、高血圧は「サイレントキラー」と呼ばれるほど、ひそかに進行していながら自覚症状が出にくいため、自覚症状が出るころには病気がかなり進行していることもあります。

血圧が高い状態が続くと、血管壁が厚くなり弾力がなくなります。そこへコレステロールが付着するので動脈硬化の状態になるのです。さらに心臓も適応しようとして肥大化し、動悸や息切れ、心臓の圧迫感が出はじめ、やがて心筋梗塞や脳梗塞などを引き起こすことが少なくないということがリスクなのです。ただし、リスクは高いと言っても、高血圧だから必ず心筋梗塞や脳梗塞になるということではありません。

それに、血圧を下げても、血流をいい状態に維持しなければならないのです。年を

とると血管は細くなって、硬くなるのが一般的ですから、そのことも考えなければいけません。

ですから、ただ闇雲に血圧を下げなくてはいけないとか、血圧を下げる薬は一生飲みつづけなければいけないという考え方は、偏っています。

海外では、高齢者は血圧もコレステロールも高い人のほうが生存率が高いというデータもあるのです。

人間の健康を基本的人権のひとつととらえ、その達成を目的として設立された国際連合の専門機関ＷＨＯ（世界保健機関）では、80歳を超えて元気な人の血圧は１８０㎜Hg以上だった、という統計データもあります。

血圧が高いと、たしかにリスクは高くなります。でも、70、80歳になったら、リスクをどうとらえるかではないでしょうか。「もうリスクを背負ってもいい」と思ったら、薬で血圧を抑えるのをやめたっていいのです。本人の考え方次第なのです。

ＱＯＤを高めるにはどうすべきか。自分の体についても医者に依存したり、健康食品に依存したりしてはいけません。良質な食事、適度な運動、睡眠など、そういった生活習慣を整えるという基本があって、そのうえで、自分の意思で元気でいられるように何か工夫をすることが大切なのです。

薬で体本来の機能を失うこともある

ある患者さんは、胃薬の飲み過ぎでピロリ菌に感染してしまい、そのことも胃がんの一因となってしまいました。

ちょっと胃がムカムカすると、みなさん妄信的に胃酸を抑える薬を飲みますけれど、あまりよいことではありません。胃薬の宣伝では「胃酸は強烈な塩酸です」などというキャッチコピーで、あたかも胃の粘膜を胃酸が傷つけるように言いますが、そんなことはありません。「胃酸は強烈な塩酸」であることには、体の機能としてちゃんとした理由があるのです。

胃は粘膜で保護されていて、胃腺から強い酸性の胃液が出されつねに強い酸性（pH2くらい）を保つようにつくられています。強烈な塩酸である胃酸があることで、胃の中に侵入してきた細菌を殺すこともできるのです。胃で細菌を死滅させていれば、腸がバクテリアや寄生虫に感染するリスクも減るという、消化器系の感染を最小限に抑えるという機能があるのです。

反対に、年齢が高くなるほど体内のピロリ菌は増えます。その原因は胃酸の分泌量が減るからです。胃潰瘍のある人や胸焼けしてつらい人には胃薬を出していいけれど、まるで胃酸を悪者のように言うのはおかしいのです。胃酸を抑え込んだら、今度はピロリ菌が入り込んでしまいます。

胃薬を飲みつづけているとピロリ菌を殺せなくなる

もうひとつ、胃酸のなかにはペプシンというタンパク質を分解する酵素が含まれています。

この酵素は酸性でしか働きません。胃が酸性でないとペプシンが働かず未消化のタンパク質が腸まで届く割合が多くなり、そのまま便として排泄されればいいのですが、未消化のタンパク質が間違って血中に入り込んだらどうなるでしょう。それは異種のタンパク質ですから、さまざまなアレルギーを引き起こす原因となってしまいます。

アメリカの論文では制酸剤の使い過ぎでアレルギーによる病気（喘息やアトピー性皮膚炎など）が増えているという報告もあります。だから胃酸は必要なのです。

私たちの体の鼻からのどまでの粘膜には、「繊毛」と呼ばれる直径1000分の1㎜の毛が隙間なく生えています。この繊毛の働きがしっかりしていれば、痰に絡めてウイルスや細菌といったゴミを外に送り出してくれます。年をとったり、タバコを吸い過ぎると、繊毛の働きが衰えますから、咳が出やすくなるのはそのためです。

痰で喉まで送り出されたウイルスや細菌は繊毛の働きで最後は胃に送り込まれ、胃酸で処理されます。つまり、体のなかにあるものの働きには、理由があるということです。

長期的に胃酸を抑える薬を服用するということは、いつでもピロリ菌に入り込んでくださいと言っているようなものです。

胃が少しムカムカするくらいで、胃酸を抑える薬を飲むというのは、体に本来ある機能を失うことになりかねないということを覚えておいてください。

第四章

延命治療で寝たきりになってしまった

リスト 21

延命治療を受けてしまった

寝たきりになってまで本当に生きていたいか？

私は腎臓内科医として多くの患者さんを診察してきましたが、そのなかで腎不全を患って人工透析になった患者さんの多くが、ＱＯＬ（生活の質）を落としていく姿を見てきました。

人工透析は、末期腎不全の患者さんの社会復帰を可能にするという意味では非常にいい治療方法ですが、実態としては、糖尿病が悪化し、合併症として腎機能が低下して透析をはじめる患者さんが多く、導入する患者さんの平均年齢は60代後半と極めて高齢です。

80歳を過ぎた認知症の方が、ベッドの上で寝たきりの状態で透析を受けているケースも珍しくありません。

田口さん（仮名、80代男性）が人工透析をすることになってしまったのは、田口さんがまだ60代のころでした。今から20年前のことです。そのとき、田口さんの奥様とこんなやりとりをしたことを覚えています。

「主人はもうあと数年でしょうか?」

ご主人が人工透析を受けることになってしまったのを悲観した奥様は、そう言って肩を落とされていました。その当時は、そういう患者さんは透析開始後5年くらいで亡くなっていたのです。

そのとき、奥様を励ますつもりで私はこう申し上げました。

「そんなことないですよ。透析の技術は年々進化していますから、それこそ10年後にまだ生きているなんてことがあるかもしれないですよ」

それから20年を過ぎた今でも、田口さんはご存命です。しかし、途中から認知症を患い、80歳を超えた今では、もう足腰が立たなくなって寝たきりになっています。

「うちの大きいでしょ。介護でベッドから起こすのもひと苦労。あのとき先生に言われた励ましが今となってはつらい」

20年前の延命治療を嘆く奥様に、私は医師として複雑な思いを禁じ得ません。

一度はじめた延命治療は死ぬまで続く

透析技術は年々進化し、10年も、20年も生きていくことができるようになっています。手術の進歩は「死なせない医療」をどんどん進化させていますが、そのためにQOLやQODの向上を阻害しているという側面もあるのです。

「生きていてもいいことなんて何もないです。苦しいだけです。つらい、本当につらい。このまま死んだほうがどれだけ楽か」

こう口にする、寝たきりになった患者さんはけっして少なくありません。本人が望んでもいないのに、生きてしまう。寝たきりになってまわりに負担をかけてしまうようになる前に死ぬというのは、なかなかむずかしいことなのです。


たとえば、自力で呼吸が維持できない状態が長く続くような場合でも、気管切開をして直接管を入れて気道を確保し、人工呼吸器を取り付けて呼吸を維持できます。ただし、もし回復が見込めない場合は、それはただ生かすだけの延命治療となる可能性も高いのです。

また、栄養および水分補給ができなくなれば、お腹に小さな穴を開け、そこから胃に管を入れて、直接水分や栄養を入れる「胃ろう」という延命治療があります。

延命治療によって「死ねない」患者さんの家族から、しばしば「先生、いつごろ死ぬんですか」と聞かれます。それでも、もう死なせてあげたほうがいいのではないかというような状況のなかで死の淵をさまよっている本人を、医療は延命します。

せっかく長生きしたものの、人生の締めくくりである最晩年に、「寝たきりで生命維持装置をつけられて暮らす」というような不本意な状態で生きるとしたら、果たして幸せと言えるでしょうか。

ＱＯＬを保ちながらの長生きでなければ、本人はもちろん、周囲の人をつらい目に遭わせてしまうことになるということを認識しておくべきではないでしょうか。

「死なせない医療」は本当の医療か？

２００９年の時点で、日本の「平均寿命」は、男性が79・6歳で世界第2位、女性が86・5歳で第1位です。一方、２００４年のＷＨＯの健康レポートでは、日本人の「健康寿命」は、男性が72・3歳、女性が77・7歳。全体で75歳と世界第1位です。

ともに世界第1位、2位という高い成績ですが、問題はふたつの寿命の差です。「平均寿命」と「健康寿命」とでは、男性で7歳、女性で9歳もギャップがあるのです。

「健康寿命」とは、「日常的に介護を必要としないで、自立した生活ができる生存期間」のこと。つまり平均寿命から「要介護など、自立できない期間」を引いたもののことです。ということは、男性で7年間、女性で9年間も「要介護など、自立できない」暮らしをしているということになります。

「死なせない医療」の進歩が、健康寿命を過ぎた寝たきりのお年寄りを増やすことになっているのです。

寿命をまっとうしようとしている高齢でありながら、ただ延命治療によって生きながらえさせているような状態を保つことが、本当に医療と言えるのでしょうか。

「思うように生きられない。死ねない」ということは、本人の尊厳を守っているとは思えません。

リスト 22

病院をたらいまわしにされた

病院側の事情でたらいまわしにされる患者

今、医療の現場では寝たきり患者さんのたらいまわしが多くなっています。儲からない患者さんは3カ月くらいで転院させるのです。

その理由はこうです。診療報酬制度改正によって、一般病棟での入院基本料金の設定が変わり、入院90日超の患者は料金が低くなります。そうすると、病院側は採算割れを懸念して、ほかの病院への転院をすすめるのです。こうして寝たきりの高齢者がたらいまわしにされてしまうのです。

吉見さん（仮名、70代女性）は、大腸がんを患いましたがご自身はなんとか助かりました。ところが、今度は吉見さんのお姉さんが脳梗塞で倒れ、寝たきりになってしまいました。お姉さんはひとり身です。倒れたときは友人と一緒でしたから、救急車で病院に搬送され、命は取りとめましたが、意識障害、言語障害のまま寝たきりになってしまいました。妹の吉見さんが見舞いに行って話しかけると、少し反応があるようですが、目を開けたり手を動かしたりはできません。

入院から何週間かしても回復する見込みがなく、医療の助けなしでは生きていけない状態でありながら、「ここで入院をつづけることはできません」と言われてしまい、ほかの病院に転院するしかありませんでした。

仕方なくほかの病院に移ったものの、しばらくすると、そこでもまた退院してほかの病院に移るよう言われてしまいました。そして次の病院でも……。病院を何度もたらいまわしにされ、今はかなり僻地の病院でなんとか受け入れてもらっている状態です。

「見ていると不憫でね。病院も遠くなって、私も頻繁に行けなくなってしまったし。旦那さんが亡くなっているんだから、逝かせてあげてもよかったかな……」

吉見さんは、そうため息をつくのです。

60代になったらあと何年生きるかを考えておく

医者は目の前に来た患者さんを助けることしかできません。仮定の話ですが、救急救命医療で運ばれてきた90歳の患者さんを診て、「これは助からない」と医者が勝手に判断をして、自然経過に任せて亡くなったとします。それで裁判を起こされたら、間違いなく医者は負けます。

同じケースで延命治療をして、寝たきりではあるけれども命は助かったとしましょう。

しかし現実には、その後は10年間も高額な入院費を支払わなければならなくなって、家族が金銭的に苦しめられるというケースだってあります。

結果的に望まれない延命治療をしたからといって、医者は訴えられません。なぜなら、それが家族に地獄の苦しみを味わわせてしまうとしても、目の前に来た患者さんに対して医療行為をしているからです。このように、現実には医療行為が家族を苦しめてしまうことがあるのです。

だから、元気なときに意思表示をハッキリとしておくべきなのです。ある一定の年齢になったら、自分の最期を誰にどのように託すかはきちんと考えておくべきです。

人は最期はひとりでは死ねないのですから、元気で日常生活を送っているうちに、きちんと死について考える習慣をつけておくことをおすすめしたいのです。

リスト **23**

家族に無理やり入院させられてしまった

本人に意思がなければ病気は治らない

私はたくさんの透析患者さんを診てきましたが、入院しながら透析を受けている高齢者の方のなかには、必ずしもご本人の意思で入院されているわけではない場合があります。

本来なら在宅治療に切り替えてもいいのに、ご家族の事情で入院をつづける患者さんもいて、ご家族が見舞いに来ることもめったになく、ひとり悶々とした日々を過ごされています。

自分の意思でなく入院をしている患者さんのなかには、透析がない日のリハビリにもあまり積極的ではない方もいました。ご本人が少しでも日常生活を向上させようという意識を持たなければ、やがては寝たきりになってしまいます。

私の病院では、西洋医療で原因がわからない患者さんが伝統療法を希望されることが多く、ご家族が先に相談に来られる場合もあります。ご家族がなんとか患者さんに生きていてほしいと願う気持ちはよく理解できます。でも、本人に治そうという気がなければ病気は治りません。

私は、最終的に治療をするかどうかを決めるのは、患者さんの意思によると思っていいます。患者さんご本人が主体性を持ち、事前にご家族や身近な人とも話し合っておくべきだと思うのです。

ですから、ご家族の方には「ご本人はどう思っているんですかね」と必ず質問します。治療して元気になりたいというご本人の意思が、病気を治すためには何よりも大切だと考えているからです。もし患者さんご本人が本気で生きたくないと思っているとしたら、病院には来ないでほしいとさえ思うことがあります。

病院は、「患者さんを生かしてナンボ」

患者さんが望んでいなくても、医者は目の前に患者さんが来たら最善を尽くして助けようとします。治療法があれば手を施そうとします。なぜなら、命を助けるのが仕事だという価値観だからです。

医者や看護師は学生のころから、病気をやっつけるということしか教えられてきていません。だから、目の前に患者さんが来れば、なんとしてでも生かそうとする。たとえ患者さんが望まなくても、医者や看護師は死なせる気はないのです。

病院というのは、患者さんを生かしてナンボと考える人たちの集まりなのです。ですから、寝たきりの人で、これ以上はお金が続かないとしても、「それは我々の範疇《はんちゅう》ではありません」などということを、結構平気で言うこともあるのです。医療費が払えないような患者さんには、ソーシャルワーカーをつけて生活保護を受けさせて、治療を続けるケースもあります。

膨らむばかりの終末期医療

厚生労働省の発表した平成23年度医療費の動向によると、概算医療費は37兆８０００億円で、前年度から1兆１５００億円（３・０％）の増加となりました。

医療保険制度別に見ると70歳未満が18兆９０００億円で全体の約50％、70歳以上が17兆円（全体の約45％）となっています。ある統計では、国民ひとりが一生に使う医療費の約半分が、死の直前2カ月に使われるという報告があります。

一方、高齢化は今後も進むばかりです。

国立社会保障・人口研究所によると、2035年には65歳以上の高齢者世帯は大幅に増え、2021万世帯と全世帯の41%を占める見通しです。その高齢者世帯のなかでもひとり暮らしの世帯は、2010年の498万世帯から762万世帯と1・5倍に増えると予測しています。

人工透析のような長期にわたる治療を必要とし、しかも高額な医療費がかかる病気の場合は、健康保険被保険者は「特定疾病療養受療証」交付の手続きをすると、医療機関での自己負担は1万円となり、これを超えた分は健康保険で補ってもらえます（療養のあった月の標準報酬月額が53万円以上の被保険者または被扶養者の場合は、月額2万円の自己負担）。

たとえば人工透析は、1人当たり年間400〜500万円の医療費がかかります。日本には人工透析患者は約30万人いるといわれていますから、国は年間でおよそ1兆2000億から1兆5000億円の医療費を負担していることになります。

死の問題はタブーではない

2013年1月に開かれた政府の社会保障制度改革国民会議で、麻生太郎副総理兼財務相は、終末期の高齢者などの高額医療費に言及して、「死にたいと思っても生きられる。政府の金で（高額医療を）やっていると思うと寝覚めが悪い。さっさと死ねるようにしてもらうなど、いろいろと考えないと解決しない」と発言しましたが、批判を受けてその発言を撤回しました。

延命治療はしたくないというご自身の考えとして発言していたものですが、波紋を呼び、大騒ぎになりました。公の場での表現の仕方として、不快感を与える部分もあったでしょう。しかし、この話題を話し合うことはけっしてタブーではなく、議題にすべき話題だと私は思います。

国の財政には限りがあります。社会復帰が望める方ならいざ知らず、ご本人の意思かどうかもわからない寝たきりの方の延命治療ということですと、疑問を感じずにはいられません。

リスト 24

延命治療は望んでいないことを家族に伝えていなかった

母親への延命治療を拒否した家族の迷い

症状が悪くなったときに、自分はどのようにしたいかという意思を家族に伝えていない方があまりにもたくさんいます。意思を伝えていないため、いざとなると家族はうろたえてしまうことになります。それはとても不幸なことです。

佐藤さん（仮名、40代女性）の場合もそうでした。彼女は今も、脳卒中で倒れたお母様の延命治療をしなかったことに苦しんでいます。お母様は遷延性意識障害という重篤なこん睡状態にあり、回復する見込みはほとんど考えられない、と病院で言われました。

「もしものときは、どうしますか？」

医師からそう聞かれても、お母様が元気なうちに「余計な延命治療はしないように」という意思を明確に聞いてはいませんでした。

「母はそうすると思うから」

佐藤さんはそう思って、胃ろうや臨終前の心臓マッサージは行わないことにしたのです。でも、そうすると決めたあとに「でもよくなったらどうしよう」という気持ちと、「意識のない寝たきりの状態でずっとチューブをくりつけられているくらいなら……」という気持ちが交互に浮かび、迷いがぬぐえず、精神的にだいぶ参っていました。

精神的な苦痛に追い打ちをかけているのが、叔母、つまり、亡くなりかかっている方の妹さんの存在です。「母親を見殺しにするなんて、あんたは冷たい」と泣きながら責められているというのです。

意思が伝えられる時間を無駄にしてはいけない

「私が引き金を引いちゃったのかな」と佐藤さんは言います。

私は「それは違いますよ。お母さんは重い病気で倒れたのですから」と励まして、日本老年医学会の『高齢者ケアの意思決定プロセスに関するガイドライン』を紹介しました。

ガイドラインでは、「終末期である高齢の患者さんが、もう自分で食べることができないことを十分に検討したうえで、胃ろうなどの延命効果が期待できても生活の質が損なわれる場合には、本人の意向によって延命医療をしない（または中止する）選択肢もあると示している」ことを紹介しました。

また本人の意思が確認できない場合は、家族と十分に話し合い、本人にとって最善の選択を行うという指針を示しています。

彼女のケースは、お母さんの意思が明確にあれば、胃ろうなどをしないという選択も可能だったのです。

母が自分の意思を伝えていてくれたら

問題は本人の意思があるか、ないかです。お母さんがエンディングノート（第六章参照）などに、明確に「胃ろうは拒否」「心臓マッサージは拒否」と意思表示していれば、こんなに娘さんを苦しめることはありませんでした。

延命治療をしたあとの生活の質を考えて、ご本人が意思決定をすることが重要です。もちろん、独りよがりではなく、家族としっかり話し合うことが大切です。

入院は1カ月、2カ月だけでなく、年単位になることもあります。そうなると経済的な負担も考えなければなりません。意思が伝えられるときに、自分の人生の幕引きについて家族と十分に話しておくことがもっとも大切なことなのです。

延命治療と家族の悔い

もう死なせてあげたほうがいいのではないかというような状況のなかで死の淵をさまよっている本人を、医療は延命します。そのために、たとえば「胃ろうにしますか」「人工呼吸装置を装着しますか」と本人の家族に決断を委ねます。

すると、「処置しなかったらどうなりますか?」と聞き返してくる人がいます。「そのまま亡くなりますよ」と言うと、「それはイヤだし、まずいので、助けてください」となります。

本人の意思がわからないまま、ただ、周囲の人の都合で生かされている場合もあるのです。仮に本人が望んでいなかったとしても、お子さんたちが「生きていてほしい」という離れがたさで延命治療をしてしまうこともあるのです。

しかし、延命治療を行った結果、長期間にわたって本人の意識が回復しないまま生きつづけることになった場合には、後々そのことを家族が悔やむこともあります。無駄だと言いきりたくはありませんが、実際の医療や介護の現場では、そう思われる延命治療が数多く実施されているのです。

私が問題にしたい高齢者に対する延命治療とは、「命をまっとうしようとしている人に対して回復の見込みがないのに行う延命措置」のことです。

本人の意思がわからない場合、家族が「延命治療をしない」という判断を下すのはとてもむずかしいことです。

せっかく長生きしたけれども、人生の締めくくりである最晩年に、寝たきりで生命維持装置をつけられて暮らすというような不本意な状態で生きるとしたら、それは幸せとはとてもいえません。

リスト 25

家族に自分の生死のリスクを負わせてしまった

成功確率五分の手術か、元気なのに寝たきりか

私の親戚で、親の病気の治療のことで、とてもむずかしい選択を迫られたケースがありました。親戚といっても、義理の弟の、その奥さんのお母さんだから、私とは血はつながっていません。

こちらのお母さんは私の勤めている病院にかかっていたので、入院した際は見舞いに行くなど、血縁関係がないといえども、身近に感じていた方でした。それだけに、私も身につまされるものがありました。

もう、何年も前のことですが、そのお母さんが心筋梗塞を起こして入院したときに、見舞いがてら行ってカルテを見たところ、コレステロール値が500くらいと異様に高かったことに着目しました。

ありえない数値だったので、ぎょっとして、家族を呼んで詳しく調べるように言いました。そこで、家族性高コレステロール血症という、難病指定されている病気だということがわかったのです。

この病気は優性遺伝で起こる脂質異常症で、生まれつき血液中のコレステロール値が高い病気です。10年ほど薬を飲みながら悪玉コレステロールを吸着する治療をとって生活していました。この難病が原因で心筋梗塞を引き起こしてしまっていたのです。ところが、お母さんにはほかに、大動脈弁狭窄症という深刻な心臓機能の故障が見つかったのです。かなりの重症で、70代の中ごろに一度倒れてから心臓はガタガタな状態。少し動いただけでも心不全を起こす状況でした。普通なら単純に手術です。ところが、以前に心筋梗塞を患ったときに、カテーテルで造影剤を使ったことが原因で、アナフィラキシーショックの状態になってしまっていたのです。

アナフィラキシーショックは、人体の免疫機構に備わった「抗原抗体反応」により引き起こされるアレルギー反応の一種です。薬物過敏症などとも呼ばれることもあるくらいの怖いアレルギー反応で、発症すると「血圧低下」「呼吸困難」「意識障害」などを引き起こし、死に至ることがあります。

そのため、こちらのお母さんは造影剤が使えない状態でした。手術するにしても、造影剤を入れる事前の検査もできない。しかも、心筋梗塞になったときに行ったバイパス手術で、胸の下の骨の真下のところにバイパスを置いたために、胸を開く手術がとても危険な状態になっていました。バイパスを傷つけてしまったら、死に至らしめてしまう危険性が高かったのです。とはいえ、手術をせずにそのままにしていたら、ちょっと身動きするだけでも心不全を起こしてしまいます。慎重に考えてみても、堂々めぐりで結論が出せない状態でした。

外科医に確認したところ、手術が成功する確率は五分五分でした。普通、医者というのは五分五分の手術はやらないものなのです。そういう手術はやりたくないというのが、本音です。でも、そのときの外科医は、患者さんが望むならやりましょう、と承諾してくれました。

かくして五分五分の手術をするか、それとも、足腰が立たないというわけでもないのに、寝たきりの状態で生きていくのか。究極の選択を迫られたのです。

結局、手術をしない選択をしたのですが、一家の主婦であるお母さんが動かないわけはありません。結果的に心不全で亡くなってしまいました。この結果をご本人やご家族が悔やんでいたかどうかは、知る由もありません。

リスト 26

家族に究極の選択をさせてしまった

家族の脳梗塞治療で迫られた究極の選択

家族性高コレステロール血症は優勢遺伝します。

残念なことに、義弟の奥さんとそのお兄さんが、お母さんの遺伝子を受け継いでいることがわかりました。

当時はいい薬がありませんでしたが、今は悪玉コレステロールを抑える新薬が開発されていますので、私がお兄さんを受け持って診ています。診察に来る彼に家族の様子も聞くことがありますが、その後、お父さんも大病を患ってしまいました。

お父さんはお酒が好きで、飲み過ぎが原因で血圧が高かったようです。お母さんが亡くなり、支えを失ったこともあったのでしょう。脳梗塞で倒れてしまったのです。

義弟の家族は、カテーテルを通し、血栓溶解療法をやるか、やらないかの選択を迫られました。

脳梗塞は、脳の血管が詰まった先が壊死していることがあるので、血栓溶解療法をとらないで助かっても麻痺が残る可能性があります。でも、血栓溶解療法をしてもその先が出血してしまい、命を落としてしまうこともあります。

このときもまた、この家族は究極の選択を迫られたのです。脳梗塞ですから、選択に時間はかけられません。待ったなしでした。

義弟の家族は、今度はカテーテルを通して、血栓溶解療法をすることを選びました。その結果、時間とともに麻痺が取れ、お父さんは回復へと向かったのです。

ところが、その後、お父さんはパーキンソン病を患い、さらに高齢により認知症の傾向も見受けられるようになってしまいました。肺炎を起こして生死をさまよったときには、さすがに家族は「積極的な延命治療はしないでほしい」と主治医にも伝えたそうです。そのお父さんがじつは先日、お母さんの命日に亡くなりました。これも不思議な話です。

終末期治療の意思を表示しないと家族を苦しめる

自分を生み、育ててくれた親が死期を迎えようとしたとき、家族が最終的な選択を迫られてしまうのは、大変酷なことです。

だからこそ、元気なうちに、自分がどこまで生きたいか、どうなったらそれ以上は延命治療は望まないのか。そういったことを、家族にきちんと意思表示し、家族に後悔という精神的な負担をかけないようにすることが重要なのです。

延命治療を拒否するのであれば、その意思を家族に伝えておかなければなりません。私は、いざというときに家族をはじめ周囲の人があわてないように、またトラブルにならないように「エンディングシート（医療処置意思確認表）」を作成することをおすすめしています。（226ページ参照）

延命治療や死後の措置について、どのようにしてほしいのかを示しておくのです。延命治療とは、「病状の回復の見込みがなく、死期が迫っている終末期の患者さんに対しての生命維持を目的とした医療行為」です。

「人工呼吸器」や「人工心肺」、「経鼻栄養（鼻から管を入れて、胃に直接流動食を入れる）」や「胃ろう」といった措置や、臓器提供を希望するかどうかをシートに記して残しておけば、家族を迷わせることはありません。

リスト 27

お金が尽きた

「息子のためにまだ死ねない」と言う母の治療費を負担する娘

がん治療は大きな進化をとげ、最先端治療が次から次に生まれています。しかし、そのような技術や抗がん剤などの新薬の恩恵を受けるには、かなり高額な医療費を支払わなければならないのが現状です。

母親のがん治療のため、お金の負担があまりかからない伝統医療はないかと相談に来た斉藤さん（仮名、30代女性）は、母親が娘に相談もなくどんどん高額な治療をしてしまうことでかなりの負担を感じていました。

斉藤さんのご家族は、斉藤さんの弟さんが生まれながらの障害者で、長年、その弟さんのことを気にかけてきた苦労もあったためか、今はお父さんもうつ病を患っています。そのため、とてもではないが息子さんのことや家事を手伝うことはできず、ましてや病気の奥様の相談にのれるような状態ではありませんでした。

斉藤さんは「私しか働けないのに、お金はどうすればいいんでしょうか」と嘆くのですが、お母さんはとにかく息子さんと夫をなんとかしなければという気持ちが強いようで、自分の病気が治るのならと、高額な治療をどんどん試してしまうというのです。遺伝子治療にも行ったようなのですが、治療経過は思わしくありませんでした。斉藤さんは「新しい治療をするときは、必ず私に相談してね」と、お母さんに言い聞かせているそうです。

しかし、お母さんは「私はまだ死ぬわけにはいかない」という気持ちが強く、そんな藁《わら》をもつかむ思いにつけ込むように「この方法なら70％の効果があります」など、ウソのデータを平気で言う怪しい施術者にも、どうやらだまされているようなのです。

つづかない医療はすべきではない

お母さんご本人の意識が変わらないと治療の効果が上がりません。まずはご本人とお話しすることにしました。

「お母さん、障害のある息子さんのことが心配なのはわかります。でも、お嬢さんがなおざりになっていませんか。人間、いつかは死にますよ。自分がいなくなったときに何が起こるかを予測して、最善策を考えたほうがいいですよ。このままでは、息子さんの面倒や落ち込んでいるご主人のことまで全部、お嬢さんに背負わせることになりかねませんよ。今回が、お嬢さんを解放してあげるチャンスと考えてみてはどうですか」

私はそうアドバイスしました。普通に考えれば、親が子どもより先に死ぬのが自然の摂理です。どんなに息子さんのことが心配でも、いつまでも見つづけることはできないのです。だからこそ、自分がいなくなったときのことを考えて、家族に負担がかからないようにキチンと話をして準備をしておくべきだと思うのです。

その後、斉藤さんのご家族は、息子さんを安心して預けられる施設を探すことになりました。そうすることで、お母さんも自分が亡くなったあとに残される息子さんへの心配事も少なくなり、娘さんの負担も減って、安心してご自分の治療に専念することができたのです。

私は、つづかない医療はすべきではないと考えています。継続できないような金額の医療には、手を出さないほうがいい。なぜなら万が一効いてしまったときに、その療法が金額的に負担になって、家族が破たんするようなことがあってはいけないと思うからです。

第五章

民間療法を盲信してしまった

リスト **28**

西洋医学を否定する治療法を信じてしまった

食事療法を信じて病気が進行した乳がん患者

乳がんと診断され、ある病院で化学療法をすすめられた佐々木さん（仮名、40代女性）は、頑なに化学療法を拒んで私のところへやってきました。そのとき、患者さんの乳房はすでに崩れかけていて、においまで発しているような進行した状態でした。佐々木さんは「先生、私、化学療法は絶対イヤです。だから緩和ケア病院を紹介してください」と言いました。

治療はつづけていくけれど、自分の希望を最優先に考えてくれる病院がいいと言います。あきらめて自暴自棄になっている様子はなく、むしろ病気と徹底的に向き合って治ろうとしていましたから、その希望にかなう緩和病院を紹介しました。

問題は、佐々木さんが化学療法を頑なに拒んだ理由です。佐々木さんは、西洋医学を否定するある食事療法に心酔してしまっていたのです。

乳房は崩れかけ、においを発するまで進行してしまったがんに、食事療法だけで対峙しようとしていたのです。すでにそこまで進行している状態だというのに、食事療法をすすめる施術者は、「崩れた後に良くなってくる」と言っていました。

そこまでいくと、「療法」などではなく、医療を語る危険な邪教と言わざるを得ません。

がんに効いたのは食事療法？

がんが進行している以上、医者として見過ごすわけにはいきません。きちんとした病院に行ってもらわなければと、緩和ケアもある病院を紹介しました。

緩和ケア病院とは、後天性免疫不全症候群（AIDS）や末期がん患者に対して、治すことだけにひた走るのではなく、痛みを和らげてあげる緩和治療や、死への不安や恐怖を軽減するための心理的なケアを行う施設のことをいいます。

緩和ケア病院にはいくつか種類があり、終末期医療や緩和治療以外の積極的な治療を行わない終末期の患者さん専門の病院もあります。

佐々木さんの乳がんはかなり進行していましたが、抗がん剤による化学療法を行えば治る見込みがありました。そこで、一般病院のなかに独立した緩和ケア病棟を持つ病院に入院をしてもらいました。

すると、半年ほど経って「(緩和) 病院を追い出されちゃったんです」と、佐々木さんが再び私のところを訪ねてきました。

そちらの緩和病院の先生は佐々木さんに「ホルモンを抑える薬だから、これだけ飲んで」と抗がん剤の服用を促してくれました。乳房は入院前から崩れていたので、ぺッタンコにはなってしまいましたが、おそらく抗がん剤のおかげで乳がんはよくなったのです。

追い出されたというのは、緩和ケア病院の医者たちがうまく説得してくれたおかげで、乳がんがよくなり退院しただけだったのです。

私のところを再び訪ねてきたのは、乳がんで失ってしまった乳房を取り戻すための乳房再建術をやってくれる形成外科の医者を紹介してほしいということでした。その際も、ご本人はあの怪しい食事療法が乳がんに効いたと思っている様子でした。今は経過を診させてもらっています。

人間の自然治癒力に働きかける治療法を提唱する人間のなかには、医者でもないのに医療行為をしたり、「私を信じて、西洋医学なんかやめなさい」などといった詐欺まがいの行為をしたりするインチキで悪徳な人間も存在することは、見過ごすわけにはいきません。

食事療法を妄信した佐々木さんは、幸運にも命を取りとめましたが、西洋医学を否定する無責任な民間療法の施術者に依存してしまうと、症状を悪化させ、悲劇を生み出してしまうことがあるのです。

こうした民間療法を盲信してしまったために、命を落としてしまう患者さんも少なからずいらっしゃると思います。

医者が処方した薬をやめさせたサプリメント会社

現代医学を否定しきってしまう人を信じて、その人の意見で手術をやめたり、化学療法をやめたり、放射線療法をやめたりして被害に遭ったケースもあります。

患者さんから聞いた話ですが、あるサプリメント会社は、医者が処方した薬を聞いて「そんな薬はやめなさい」と言っているのだそうです。仮にその薬をやめた人が命を落としたらどう責任をとるというのでしょうか。

私は患者さんには「これをやれば絶対治る」などと言う企業や施療者は信じてはいけないと言っています。

病気をコントロールするというのは、明らかに医療行為です。解剖生理学を学んでいない者が、医療行為をして、患者さんを悲惨な目に遭わせたり、死に至らしめたりするなどということは、絶対にあってはならないのです。

伝統医療、代替医療には、効果に関してネガティブな批判もあります。しかし、漢方や鍼灸、気功、ヨガ、アロマテラピーなど、西洋医学を補える価値のある伝統医療、代替医療はたくさんあります。インチキな施術者がいるだけで、施術自体がインチキなわけではないのです。

悪徳施療者を野放しにしないためにも、命にかかわる代替医療は医療行為ですから、解剖生理学を理解している医師に責任を持たせ、医療類似行為はきちんと教育を受けて認定された者だけが行うように医療制度を整えていくことが必要だと主張しているのです。

リスト 29

「なんでも治せる」と言うヒーラーを信じてしまった

「これをやっていれば絶対に治りますよ」はウソ

患者さんから今まで受けてきた医療の話をうかがうと、気の毒なケースがたくさんあります。「これをやっていれば絶対に治りますよ」と患者さんに言う施療者が少なくないようなのです。

がん患者の豊田さん（仮名、50代女性）の場合も深刻でした。「なんでも治せる」と言うヒーラー（見えない力を使って治療する人たち）を信用して通ったものの、まったく効果がなく、「効きません」と言うと、こう返されてしまったそうです。「それはあなたが治療を拒否しているからでしょう。正しいエネルギーが入っていこうとしているのに、あなたの行為や態度がそれを拒否している」

つまり、効果がないのは自分のせいではないというわけです。これは非常に問題です。

なかには、ヒーラーから「がんじゃありません」と言われたのに、体のなかの塊がどんどん大きくなっていき、あわてて病院に行ったら、医者から「それは、がんが大きくなったものだ」と言われて、手術を受けたという人もいます。

話を聞けば、ヒーラーも体のなかの塊がどんどん大きくなっていることに、「おかしいな、なんで治らないんだろう」と言っていたらしいのです。こんなことを言われたらその時点で疑うべきなのに、その人は疑わなかった。

ヒーリングの被害者は、「あなたはこうあるべきである」というようなことをヒーラーと称される人々から言われていることが多いのです。

そのため、効果が出ずに「おかしいな、治るはずなのにどうして治らないんだろう」と首をかしげられながら、お金を払い続けています。

こうした施療者のなかには、自分の治療が最高だと信じ込んで、「私が治すから、西洋医学を捨てなさい」といった邪教がかったことをおっしゃる人がまだまだ多いのです。

どうしても見えない力とか、見えないエネルギーを対象に何かしていると「うさん臭い」と思われがちですが、私はエネルギーそのものがうさん臭いのではなくて、扱うヒトとか施設がうさん臭いのだと思います。

プラセボ効果の悪用

現代科学では「思い込み」が効くということは認められていて、治療の世界では、当然プラセボ効果があるわけです。

どのような仕組みで効果が出るのかはわからなくても、信頼性の高い有効性を示す試験があります。二重盲検法といって、プラセボ（偽薬）と、有効性を試そうとしている薬の両方を用意して、それをどちらが本物か被験者（患者）のみならず験者（医者）にもわからないように被験者に飲ませます。

偽薬よりも試験薬のほうが有効であるという差がハッキリと出れば、その薬の効果が認められます。

伝統医療のひとつにホメオパシーというのがあります。

今から200年ほど前に、ドイツのサミュエル・ハーネマンという医師がはじめた医療法で、病気の症状と同じ症状をもたらす植物や鉱物などから抽出した成分を希釈、最小限の薬量にしてつくった「レメディ」という薬を使います。

簡単に言うと、「類似したものは類似したものを治す」という考え方で、熱があったら逆に発熱を誘発するものを用いるわけです。

たとえば風邪で発熱している場合には、トリカブトを使います。ご存じのようにトリカブトは猛毒ですから、そのまま使うのではなく原成分の10の60乗倍まで薄めたものを与えます。ここまで薄めたものには理論上、元の分子は存在しません。ただし情報は残っているといわれていて、体に入れると「悪いものが入ってきた」と体が認識するため、それに対応する治癒力を体から引き出そうという治療方法なのです。

ホメオパシーは、この二重盲検法で効果が確認された報告があります。それでも、「あれはインチキだ」と言う方もいらっしゃいます。

認めない理由のひとつとして、そういう代替医療を〝商売〟にしてしまう方がいるということもあると思います。保険診療をやっている医師からすれば、そういう方は患者さんを食い物にしているように見えてしまうのです。

たとえば健康食品には、ヒトでの、がんに対する有効性を示すデータがありません。それをあたかも効くように説明して販売する。自由診療（保険外診療）にかかるおカネは天井知らずですから、法外な料金を請求しても、けっして文句を言われません。とくにがんの患者さんの場合は「効く」と聞けば、どんなに高額でも手を出してしまいます。

ヒーラーと自称する人のなかには、ある日こうしたら患者さんが治ってしまったとか、偶然何人かに同じようなことが起きて、自信がどんどん膨らんでしまい、ついには「自分はなんでも治せる」と思い込んでヒーラーを名乗っている可能性もあるわけです。

しかし、そこで「自分はすごい。治らないのは患者が間違っている」と考えてしまったらどうでしょう。

好転反応という言葉にだまされてはいけない

西洋医学をむやみに否定する民間療法の怪しい施術者は、何を根拠に言っているのか疑わしい「好転反応」という言葉をよく口にします。「好転反応」は、悪化した後に良くなったときに初めて、その悪化が「好転反応」だったと判断できるものです。

皮膚は治療の悪影響が出やすい場所でもあります。皮膚に変化が起こったときに、すぐ「好転反応」と言う輩がいますが、皮膚からはわずかに有害金属が皮脂腺を通じて排出されるに過ぎず、体の毒が皮膚からあふれ出すなんてまずないことです。明らかに皮膚の病気が進行しているのに、「これは今、身体から毒が出ているんだから、放っておいていい」などと言ってしまうのです。

ホメオパシーでも、「アグラベーション（悪化）」と呼ばれる反応が起こります。これが本当の好転反応なのか、単なる病気の悪化なのかどうかの見分けがつかなかったために、悲惨な目に遭われた患者さんが現にいらっしゃいます。

こうした状況を放置すれば、非常に良い治療法であるホメオパシーも、危険なものとして日本から排除されかねません。

　ホメオパシーのメカニズムに関しては不明と言わざるを得ませんが、麻酔薬などメカニズムのわからないことは西洋医学にもあります。科学的根拠というのは臨床医学において、臨床試験の結果を言うのです。ホメオパシーにはポジティブな臨床試験結果が山のようにあるのです。

リスト
30

経済的な事情で保険のきかない診療を受けられなかった

アドバイスだけでもよくなる可能性がある

患者さんのなかには、事情があって治療にお金をかけられない人もいます。すべての患者さんを幸せにするのが統合医療です。そういう人たちにも、お金がかけられないなりの治療を提供しなくてはなりません。

最初からお金のかかる治療を提案したら、お金をかけられない人はその場で希望を失ってしまうでしょう。ですから、私はいきなり治療法を提案したりしません。

まずは自分の生活習慣や考え方を変えることをアドバイスし、お金をかけられない人には「生活や考え方を少し変えるだけで体の調子は変わるはずです。もう来なくて大丈夫ですよ」と言っています。

こうしたアドバイスをすると、患者さんのなかに「もしかしたら治るかもしれない」という期待が生まれます。それだけで体内環境はかなり変わり、体調は少しずつ改善されていくはずなのです。

国は人の弱みにつけ込む悪徳施療者を野放しにしている

日本には漢方医学という伝統的な医療があり、一時は廃絶されていましたが、1965年に復権し、健康保険で認められています。また、鍼灸、按摩・マッサージ・指圧、柔道整復では、一部健康保険が適用される場合があります。

しかし、日本の健康保険制度では、ひとりの患者さんの診察行為において、保険診療と自由診療を併用する混合診療は、原則として認められていません。

健康保険では、保険外診療があると、保険が適用される検査や治療も含めて全額が自己負担になって、患者さんの負担が大きくなってしまうのです。

混合診療が認められていないため、現状で医療機関での統合医療を実践するためには、「保険外診療は無報酬で行う」「完全自由診療施設で実践する」「受診日を変更する」「保険診療施設と自由診療施設を別組織として持つ」、このいずれかしかありません。

事実上、保険医療の下では、統合医療を実践するのがむずかしく、西洋医療を保険診療で受けるか、それ以外の医術を自由診療で受けるかに限定されています。

しかし、厚生労働省は許可していないものは管轄外という立場です。許可しないものは我関せずという立場のため、怪しげな医療類似行為をする人間がいても、規制するでもなく無視するだけなのです。

そういう詐欺まがいの医療類似行為をする悪徳施療者を野放しにしているから、患者さんが身体的、精神的、また経済的にとんでもない被害を受ける事件が起きているのです。

根拠のある統合医療は保険診療を認めるべきだ

医療行為を行う資格のない者に命を預けてしまい、悲惨な目に遭われた方はたくさんいらっしゃいます。

私は常々「統合医療をやる人間は、西洋医学でも一流でなければいけない」と言っています。なぜなら、今の医療体制では、西洋医学が主体ですから、西洋医学の分野で二流、三流だと、せっかく西洋医学以外の医療技術を学んで患者さんのために提供しようとしているのに「あいつは（西洋医学では）二流の医者。だからあいつの言うことは信用ならない」ということになってしまうからです。

　西洋医学の分野でも一流の医者として認められていれば「この人の言うことなら、信じてみよう」と説得力が増すものです。

　もうひとつの理由は、医者の務めとして、まずは西洋医学の最高の知識を患者さんに提供してほしいからです。

　西洋医学のなかに患者さんの病気を治せる方法があるのに、それを医者が知らなかったら、患者さんが不利になってしまいます。西洋医学のよさと限界について、最新の知識を提供できなければいけないと私は考えています。

　私は西洋医学では腎臓病、膠原病《こうげんびょう》、高血圧が専門分野ですが、専門分野では学会の場で医学研究の最新の発表ができる自信があります。ハーバード大学医学部に留学したのも世界一の西洋医学を体得するためでもありました。

　現代西洋医療の限界を認識しているからこそ、西洋と東洋の医学のそれぞれが補い合って限界を克服する統合医療を推し進めようとしているのです。

統合医療は「医者」が中心になってやるべき

統合という言葉には、体と心の統合、西洋医学と東洋医学・伝統医療の統合、保険治療とそれ以外の統合など、さまざまな意味が込められています。

フランスやイタリアでは、ホメオパシーは国家資格を持った医師しかやることが認められていません。ドイツやフランスでは医学部のカリキュラムに取り入れられていません。

医療行為をする以上、解剖生理学などの人の体の仕組みをきちんと学んでいる医療専門家が責任を持って行うべきなのは当然です。それを民間に許せば、あり得ない死亡事故が増えてしまう、というのが私の考えです。

だからといって、私は混合診療を何がなんでも早期に解禁すべきという立場ではありません。しっかりとした根拠のある代替医療については、国が保険診療として認めていくことが、患者さんのためになる「人を幸せにする医療＝統合医療」の進むべき道と考えているのです。

第六章

最期に後悔しないために

リスト 31

「愛している」と言えなかった

親が子どもの逃げ場になってやれなかった

患者さんのなかに、お嬢さんを自殺で亡くされ、ひどく落ち込んでいる会社経営者のご夫婦がいらっしゃいます。お嬢さんが学校の屋上から飛び降り、死亡するという嘆かわしい事態でした。

「調査の結果、いじめはなかった」

こう回答した学校側を、ご夫婦は心の底から恨んでいます。親は学校に責任を問おうとしますが、自分はどういう育て方をしたのかには目を背けてしまいます。

ご夫婦はお嬢さんの様子がおかしいことに、気がつかなかったそうです。深い悲しみの果てにいるご夫婦に、実際には聞くことができませんでしたが、ご自分たちの過ちに気がついてほしいと思い、私はこう問いかけました。

「本当にお子さんの変化にまったく気がつかなかったとしたら、あなた方は忙しさにかまけて、お子さんのことを学校に任せきりにしていなかったですか。子どもがいじめにあったときに、最後の逃げ場となってあげられていましたか?」

気持ちが少し落ち着いたら、「自殺なんかしない子に育てる努力を怠っていなかっただろうか」と、自身に問いかけてみてほしいと願うばかりです。

自分自身で気がついて悔い改めることをしないと、人間関係で悩んでいた最愛のお嬢さんを自殺で亡くした悲しみからは、立ち直れないと思うからです。

教育現場より家庭環境を見直すべきだ

私の長男が小学生のころ、同じ学校の父兄から突然電話がかかってきたことがありました。「お宅の息子さんがうちの息子にバカと言ったそうで、うちの子が落ち込んでいます。謝らせてください」と、電話に出た妻にものすごい剣幕で怒鳴りつけてきました。

その場にいた私は息子に「言ったのか?」と聞くと「言った」と言います。

私は「なんで?」と理由を聞きました。息子が言うにはこうでした。

学校の校庭開放の当番として、放課後、校庭に遊びに来たその子に名簿に名前を書くように言ったのですが、その子がルールを無視して名前を書かなかった。だから

「名前も書けないのか、バカ」と言ったというのです。

私は息子を頭ごなしに叱りつけなくてよかったと、内心ホッとしました。

それと同時に、あの電話でまくし立ててきた親は、いったい自分の子どもとどんな話をしたのだろうかと、呆れる思いがしました。

あのとき、私が電話に出ていなくてよかったと、妙な安堵感も味わいました。


誤解を恐れずに言えば、子どもの自殺を減らすためには、教育の現場を議論するよりも、家庭環境を見直すべきだと、私は思っています。

自殺する子は逃げ場がなくなってしまったのではないか。心が救われる場所が家庭内になかったのではないか。子どもの自殺には、親の愛情がきちんと伝わっていない面が多分にあるように思います。

「最後は守ってあげるから」と、きちんと子どもに伝わっていれば、自殺までは至らないのではないでしょうか。親という逃げ場さえあれば、いじめやその他の逆境にも耐えることができ、自分自身で活路を見出し、自殺しようとまでは思い詰めないと私は思います。

増えている子どもの自殺

２０１２年は15年ぶりに自殺者が３万人を下回ったと、警察庁は発表していました。確定値で２万７８５８人。３万人を下回ったといいますが、少ない人数ではありません。

過去最悪だった03年には３万４４２７人を記録しました。その反省から06年に「自殺対策基本法」が施行されたのをきっかけに、自治体や民間団体による自殺防止対策が行われて、今やっと奏功しはじめたのだと言います。

しかし、自殺未遂者は自殺者の10倍程度もいるという推計もあるようです。そうだとすると延べ30万人。自殺防止対策に差し伸べた手を引っ込めてしまったら、すぐに増加する可能性が高いという声も聞かれます。

自殺者が減っているという一方で、幼い子どもが自殺するというニュースを耳にすることが多くなりました。そのようなニュースを見ると、非常に居たたまれない気持ちがします。昔は子どもが自殺するなんてことはなかったはずなのに……。

内閣府のまとめ（平成24年中の自殺の内訳）によると、19歳以下の自殺者は545人。原因・動機では学校問題が180人ともっとも多く、この年代の自殺の約33％を占めるのは大問題です。

自殺予防対策で重要な役割を果たすのが「ゲートキーパー」を育てることだそうです。ゲートキーパーとは、「門番」のこと。自殺の兆候のある人を早期に見つけ出し、悩みを聞いてあげて支援につなげる人のことで、「見守る人」と内閣府は説明しています。

最近では小学生の子どもの自殺まで報じられる、悲しい世の中になってしまいました。そうした自殺の若年化への対策として、学校にカウンセラーを置こうという意見があるようですが、何か違う気がします。

子どもに関して言えば、「ゲートキーパー」は親以外にありません。最後の逃げ場には、親がなってあげないといけないのは当然です。

リスト32

遺言を書いておかなかった

死ぬときにお金が絡む悲しい後悔

本人が遺言を書いておかなかったことで、死んだあとに、お金絡みで残された家族が不幸になる。とても悲しいことですが、世の中にはそういうつらい話がたくさんあります。

医療に近いところで多く聞くのは、介護にまつわるさまざまな人間模様です。

たとえば、ある家庭では、親との同居をしていた次男の奥様が介護をしていました。親御さんが亡くなり、遺産を分配しようとなったとき、それまで仲のよかった兄弟が争うことになる話はよく聞きます。

血のつながった兄弟同士では、家は次男に、その他は長男と次男で均等になどと折り合っていたはずなのに、配偶者が絡んできて話がこじれてしまうこともあるようです。

遺産相続をめぐるストレスが原因で病気になってしまった方もいます。ある有名企業の創業家の方は、莫大な遺産相続が原因で税務署から追いかけられ、ストレスで乳がんになってしまいました。

「うちは資産家でもないから、そんな心配はないよ」という方も、金額の大小にかかわりなく、死ぬときにお金が絡むことで、家族が仲たがいすることはたくさんあります。

遺族年金を増やすために延命治療をされてしまった

私が研修医だったころに受け持った患者さんのエピソードは、悲しくて、今も忘れられません。

患者さんは30代後半の男性。もう余命は長くはないだろうという状態で、私が担当になりました。

入院して数日経ったある日、奥様から「夫を○月○日までもたせてほしい」と言われ、そこから1カ月ほど延命治療をしました。

そして、奥様の指定した日が来ました。患者さんはすでにこん睡状態でした。

その枕元で奥様からこう言われたのです。

「ありがとうございました。あとは延命治療をしなくても結構ですので」

まるで愛情の感じられない、事務的な口調で告げられました。あれほど延命にこだわっていたのがウソのような、とてもドライな言い方でした。

どうやら、その日が勤続年数に応じて支払われる遺族年金の受給額増減の節目の日だったようです。

私はいったい何のために医療をやってきたのか。人間の欲というのは、こうまで人の心をむしばんでしまうのかと憤りを感じた出来事でした。

旦那さんは、確かに意識はありませんでした。しかし、こん睡状態になった人も、聴覚は最後まで残ると言われています。旦那さんが、その奥様の言葉を聞いていたとしたら、どんなに無念だったことでしょうか。

リスト 33

エンディングノートをつけておかなかった

エンディングノートは残りの人生を円滑に進めていく設計図だ

死を目前にすると、家族は別れが惜しいから、どうにかして延命してほしいと思うものです。でも、あなたがそれを望んでいないのなら、元気でいるうちに家族で話し合ったり、エンディングノートを書いて渡しておいたりすることが、死を目前にしたときに必ず役に立つはずです。

エンディングノートとは、「遺産相続」「延命治療の希望」「介護などについての希望」から、「葬儀やお墓についての希望」「死ぬまでにやることリストや日常の備忘録」「人生の思い出」や「家族への思い」などを書き記す、人生の集大成ノートです。

エンディングノートを書きましょうというのは、ひとまず「ここまで生きたらもう十分」という時期を決めておきませんか？という提案です。これは私の想像ですが、エンディングノートを書かなかったことで後悔することもあると思うのです。気持ちが変わったら躊躇《ちゅうちょ》せずに、その都度書き直せばいいのですから。

もしも、急性心不全で倒れて、「命が助かっても寝たきりになるくらいなら、延命治療はしないでほしい」という意思があったとしても、そのときは伝えることができません。家族にそのような決断をさせるのは酷です。だから、エンディングノートは家族のために、本人がやることなのです。

私のクリニックは家族ぐるみで患者さんになってくださっている方も多くいらっしゃいますので、「私もこの間、先生の本にあったエンディングノートを書いて子どもに渡しておきましたから、死ぬときもよろしくお願いしますね」と言われたこともあります。エンディングノートがあったから、子どもたちと死について話をする機会ができてよかった、と言われたこともありました。

自分にとって死んでもよくなる時期はいつか。一生元気で生きたいと言っても、永遠の命はないのですから、どこかで妥協しておかなければいけません。ここまでやっていれば、この世が終わってもいいくらいになってほしいと思います。

死ぬまでにやっておきたいこと

やるべきことというのは、何もつらいことだけをリストアップするということではありません。

ジャック・ニコルソンとモーガン・フリーマンが共演した『最高の人生の見つけ方』（2007年）という映画がありました。映画では、余命6カ月同士の見ず知らずの2人が、〝棺桶リスト〟と称して「スカイダイビングをする」「ピラミッドを見る」「世界一の美女とキスをする」など、自分のやりたいことを実行して、最高の人生を見つけるというものです。

この映画の「余命6カ月、一生分笑う」というキャッチコピーが、なかなか素敵な人生の締めくくりだと思いました。

この映画の主人公のように、死ぬまでにやりたいことのリストアップを、元気なうちにやってみるのもいいアイデアではないでしょうか。

期限がないと気が遠くなってしまいますから、とりあえず自分の生きたい年齢までを一応の区切りとして、そこから逆算してどのくらいのことができたら、悔いのない人生の締めくくりと言えるのか。それを考えてみませんか、というのが私が提案しているQODを高めることなのです。

リスト 34

「TO　DOリスト」をつくらなかった

ＱＯＤを高めるために予定寿命を想定しておく

私の提唱するＱＯＤは、健康なうちに理想的な自分の死に方について考え、そこまで健康に生きるためには何をするべきか。つまり自分の目指す健康寿命をまっとうするためにはどうしたらいいのかを普段から考えておくことで、ＱＯＬも高まるという意味を持っています。

まずは予定寿命を決めてしまう。そうしたらその日までの道のりを逆算してみる。そうすると、人生がより具体的になります。

仕事では期日までに納品をしたり、月々の売り上げ目標を達成したりするために、「ＴＯ　ＤＯリスト」つまり、「やることリスト」をつくって終わったら赤線で消したり、チェックボックスにレ印を入れたりします。同じように、ＱＯＤを達成するためのリストをつくることを私はおすすめしています。

人生の「ＴＯ　ＤＯリスト」をつくらなかったことで、死ぬまでにやっておけずに後悔することだってあると思うからです。

「やるべきこと（MUST　DO）」「できること（CAN　DO）」「やりたいこと（WANNA　DO）」と整理していくと、行動が明確になり、人生が変わります。

私の「TO　DO」リスト

今は息子が2人とも学校に通っているのでむずかしいですが、両方独り立ちして自分の力で糧を得られるようになったら、妻と2人で世界中の秘境を旅したいとも思っています。秘境ですから、危険なこともあるかもしれませんけれど、夫婦仲良く天国へ旅立つというのも、悪くないと考えています。妻が望むかどうかは別ですが。これが私の「やりたいこと（WANNA　DO）」になります。

今はまだ妻と息子たちを残して死ぬことはできないと思っています。私の「やるべきこと「（MUST　DO）」は、一家の家計を支えることと、父として息子たちを教育し、導く子育てです。

死ぬ間際になったら痛いのは嫌だから、緩和ケアはしてほしいです。それ以外の延命治療は何もやるなと言っています。この本の巻末にもつけたエンディングシートも事細かに書き込んで、妻に渡してあります。

前にも書きましたが私は尿路結石を持っていて、これは本当に痛い。2度ほど症状が出ているので薬を飲んでいます。たぶんそうかな、と思いながら、大阪へ出張に行ったことがあるのですが、帰ってきて、自分で検査したら、腎臓が腫れていて、腎機能が落ちていました。妻に「もう1回ちゃんと診ていらっしゃい」と言われ、面倒だけれどそうしました。

死ねる病気なら多少痛みがあってもいいのですが、でも、尿路結石じゃ死ねません。凄まじく痛いけれど……。がんの家系でもないから、私はがんにはならないと思っています。ですから、痛みがなく死を迎えられるように、適当な時期に病気になるように思案中です。それぐらい私は医者にかかるのが嫌いなのです。

でも統合医療が、患者さん本位の、根拠のある有効な医療であることが認知されて、「人に優しい医療」としてやがて保険診療が認められるようになるために、私にはやらなければならないことが山ほどあります。

道半ばで今倒れるわけにはいきませんから通勤はほとんど自転車を利用しています。そういう健康管理方法が私にとっての「できること（CAN DO）」でしょうか。

また、私は1年に1日、「家族と一緒に死について話し合う日」（＝シンキング・オブ・デス・デイ）を設けることで、大切な人に自分の理想の死に方、最期のときの意思を伝える習慣をつけましょうと言っています。誕生日でも大晦日でも、いつでも構いませんが、気が変わっても伝え忘れることがないように、毎年同じ日に話すようにするといいと思います。

私は自分の死について、妻と頻繁に話すほうです。69歳まで生きれば、私の半生は妻と一緒に過ごしたことになりますから、「そこまでは生きるよ」と言うと、妻は私より9歳年下なので、「あなたが死んでから私ひとりになる期間も長そうね。タバコでも吸って病気になろうかしら」などと、冗談を言うこともあります。

冗談めかして言いながら、妻は老後に安心して暮らせるように老人ホームの入居資金を積み立てています。

おわりに　中村勘三郎さんの死から学ぶこと

２０１２年12月５日、歌舞伎役者・十八代目中村勘三郎さんの突然の訃報を耳にして、私はどう受け入れたらいいのかと、しばし呆然としました。

私が勘三郎さんと最後に話をしたのは、同じ年の９月頃です。勘三郎さんは、７月に受けた食道がん手術の直後は経過もよく、一時は非常に元気にしていましたが、術後６日目に誤嚥《ごえん》による肺炎から急性呼吸逼迫症候群になってしまいました。

容体が悪化したため、手術を受けたがん研有明病院から、呼吸管理の専門医のいる東京女子医科大学病院に転院。９月上旬には人工肺をつける治療のため、さらに日本医科大学付属病院へと転院しましたが、快方には向かいませんでした。そのため、この時期に肺移植が検討されはじめたようです。

私が手術後、最初にお会いしたのは8月に女子医大に移った直後でした。すでに人工呼吸器につながれた状態で、声が出せなくなっていましたから、会話は口の動きを読むしかありません。私が顔を出すなり、

「いつ帰れるんだ」

息子である中村勘九郎さんと七之助さんが出演する「六代目勘九郎襲名披露興行」は、その年2月の新橋演舞場での初日を皮切りに、翌年2月の福岡・博多座での公演まで続きます。その後は4月に新しい歌舞伎座の開場が控え、勘三郎さんは何がなんでも病気を克服して、舞台に復帰するつもりだったのでしょう。しっかりと見据えられた目に、生気がみなぎっていたのですから。

勘三郎さんを今回拝見したのは、勘三郎さんの同級生が、私が監修した放射線ホルミシス療法の本を見てその内容を紹介し、それを勘三郎さんがかかりつけ医に相談したところ、かかりつけ医が偶然私の先輩であったことがきっかけでした。

でも、じつは私はそれよりずっと前に、勘三郎さんとお会いしていました。勘三郎さんは私の中学、高校の2級上の先輩だったからです。芸能人の卒業生も多い学校で

したが、歌舞伎界の正統である勘三郎さんは、当時から輝いていました。

身体が動かなくなった

食道がんと、転移していた右肩リンパ節の一部を切除する手術を受けたのが２０１２年７月27日。

その前に先輩のクリニックでお会いしたとき、

「がんになっちゃったよ」

そのことはもう世間にも知れ渡っていましたから、「知っていますよ。やっと連絡くれましたか」と話したことを覚えています。

そこからさかのぼること数年前に、神楽坂の焼鳥屋で会っていました。勘三郎さんはとてもエネルギッシュですから、話が芝居のことになると、その勢いはとどまるところを知りません。

「コクーン歌舞伎」や「平成中村座」が大人気を博しているときですし、海外公演までこなして、それはそれは目の回る忙しさだったことだと思います。私も医者ですから、お会いすれば「無理しないでくださいね」と余計な進言をしていましたが、本人は「わかった、わかった」と、耳には入っていない様子でした。

食道がんになって、私のクリニックにはじめて来られた際に、「がんにも必ず原因があるはずです。何か思い当たることありませんか」と言ったら、勘三郎さんは3年前の原因不明の病気のことを語りだしました。

「2010年は働きに働いて、体がショートしてしまった」と、本人は後日談で振返っていました。同年4月の「歌舞伎座さよなら公演」では、連日一部、二部、三部と出ずっぱり。しかも全部違う役です。その後、5月はコクーン歌舞伎の稽古で、6月が本番。7月には別の劇場で『文七元結《ぶんしちもっとい》』に出演し、並行して野田秀樹さん作の『表に出ろいっ!』の稽古をしながら、9月に本番。そして10月、11月に大阪城公園で幕を開けた平成中村座あたりでは、完全に体調を崩されたそうです。

楽屋に向かう大阪城公園の階段を上るのさえ、つらくなっていたということでした。その平成中村座の後、11月末に名古屋・御園座で、父上である先代勘三郎さんの追悼舞踏会に2日間出た後、金沢でも踊り、やっとひと息つけると翌日から休暇で海外旅行に行ったコロンビアで、とうとう体が悲鳴を上げたのです。

一部では突発性難聴と報道されていましたが、そんな単純なものではなかったようです。「体が動かなくなった」と本人が表現したとおり、原因はよくわからないけれど、旅先の海外で倒れ、緊急帰国することになったと聞きました。

コロンビアから帰国して緊急入院した先の病院の医師から「歌舞伎をやめて、後進に道を譲ることを考えてはどうですか」と言われた勘三郎さんは、精神的にものすごく堪えたそうです。

突然の引退勧告ですから、相当に落ち込んだことでしょう。その後、いくつか病院を移って、「やめなくていい」と言ってくれるある医師と出会い、やっと望みがつながった。そしてそれが、2011年6月の復帰にもつながりました。

それからは手探り状態ながらも、体力的にしんどい時期をなんとか乗り切り、2012年2月の六代目勘九郎襲名披露興行や、3月の平成中村座での襲名口上を務められたことを、ものすごく喜んでいたのです。

体力も徐々に戻り、さあ、新しい歌舞伎座で『鏡獅子』が踊れるようになったら最高だ、と言っていた矢先の食道がん発覚。わかったときには、すでに転移がありました。

「ちょっとやり過ぎたな」

勘三郎さんはハッキリと反省していました。健康に気遣う暇もなく、体をないがしろにしていたと。あまりにも、背負っているものが大きかったのでしょう。「そこだよね」と、本人も言っていたほど、誰が見てもハードな働きぶりが原因で、体が悲鳴を上げたのではないでしょうか。

歌舞伎界を盛り上げたい。もっともっと面白くしたいという熱い情熱が、自身の体の悲鳴にも気がつかないほど、勘三郎さんを突き動かしたのだと思います。

この時点で気づいて復帰を遅らせていれば、勘三郎さんの体は、がんという最後通告を出さずにいたかもしれません。

毎年定期的にやっていた内視鏡検査を、前年は忙しくてできなかったそうです。

「それでこうなっちゃったかな」と言っていましたが、「そういうもんじゃないと思いますけどね。私は検診なんてやったことないですから」と答えたら、さすがの勘三郎さんも驚いていました。

下駄を預けたんだから迷わない

2012年7月、食道がん治療のために入院する前日、私は勘三郎さんの奥さんの好江さんから助言を求められました。手術と、抗がん剤と放射線治療を併用する方法、どちらを選ぶべきなのか。そのどちらを選んでも、その後の見通しは同じですと私は説明しました。それを聞いたうえで、勘三郎さんは「(病院に)下駄を預けたんだから迷わない」と言って、手術することを選んだのです。

勘三郎さんは主体性をもって手術を選んだのですから、そのことを悔んではいないと思います。私も、結果がこうなるなどとはそのときは思いませんから、「自分で決めたなら、それでいいんじゃないですか。また元気で会いましょうね」と言って送り出しました。

手術後2、3日は元気でした。翌日には集中治療室の中を歩いてリハビリするほどだったようです。本人からも電話をもらい、「もう退院も近いですね」と言った覚えがあります。

ところが、術後6日目に発症した肺炎から、「ARDS（急性呼吸逼迫症候群）」という呼吸困難により体に酸素が送れない重篤な状態になり、9月には体外式膜型人工肺をつける状態になってしまいました。

勘三郎さんの容体は、ARDSから「肺線維症」という肺が硬くなって縮小する症状にまで悪化。そして、最終手段である肺移植が検討されたのが11月でした。しかし脳死患者から肺の臓器提供を待っていると、通常2年前後はかかります。残された道は家族の肺を摘出して移植する、生体肺移植だけでした。

ドナー（提供者）に手を挙げたのは、息子である勘九郎さんと、七之助さんでした。生体肺移植は、ドナーの肺の下葉という部位を摘出し、患者の両肺として移植する方法です。ドナーの手術にもリスクが伴い、また肺活量も低下してしまう。それでもふたりの息子は「父親が生きているだけでいいから、あげる」と、名乗りを上げたのです。

じつは私は、12月6日に勘三郎さんに面会する約束をしていました。亡くなったのは12月5日。4日の晩に、好江さんから勘三郎さんが「脳出血を起こしました」というメールが届いたのです。

勘三郎さんのがんは完治、肝機能は回復傾向にあり、肺の移植手術の許可も下りていました。ドナーとなる息子たちの検査日程も決まっていた。長期間人工肺を入れていると、血管が破裂したりするリスクはずっとつきまといます。もう少しだけ頑張ってほしい。周囲がそう願う最中に起きた脳出血でした。

血液の流れをよくする薬を投与されている勘三郎さんが脳出血を起こせば、それを止めることは、もうできないのです。

「のりさん（勘三郎さんの本名）、自分で死んじゃったじゃない」

亡くなった日にご自宅にうかがい、好江さんから経緯を聞いて、私は、好江さんに思わず、そうつぶやきました。子どもたちを傷つけるくらいなら、歌舞伎役者としてこれから旬を迎える勘九郎さんと七之助さんの役者生命を短くするくらいなら――「もういいよ」。勘三郎さんはそう思って、自ら潔く旅立っていったのではないでしょうか。

そんなことが人間に可能なのかどうか、医者である私にもわかりません。しかし誤解を恐れずにあえて言うとしたら、「かっこいい」。そう思わせる、見事な最期だったと思います。

あんなに「復帰するんだ」「息子の襲名披露に出るんだ」「新しい歌舞伎座の柿落《こけらお》としに出るんだ」と執念を燃やしていたはずなのに、奥さんや息子たちが肺移植という一か八かの延命治療に進もうしたら、「そんなことはしないでくれ」と潔く大見得を切って逝ってしまったのですから。本当に勘三郎さんらしい、型破りな死だったと思います。

自分だったらどう最期を迎えたいか

しばらくして、私の携帯電話にメールが来ました。目を疑いました。差出人は勘三郎さんだったのです。

死んじゃってから49日たちました。

今まで優しくしてくれてありがとう御座います。
忘れないでください。

のりあき

「ちょっと待ってよ！」と、まわりに人がいるのもはばからずに、私は泣きながらそのメールに返信しました。

「忘れるどころか、逝ってしまった再会したい人ナンバーワンです。僕も波野さんみたいに格好良く死にたいと思います。中村屋の健康を責任もってまもらせていただきますから、ゆっくりお休みください。また会う日まで。

女子医大　川嶋朗」

勘三郎さんからのメールには「忘れないでください」とありました。勘九郎さんと七之助さんは、勘三郎さん危篤の報せを聞いて公演中の京都から東京に戻り、病院で父を看取ったその足で再び京都に向かって、気丈にも襲名披露公演に出演していたのですが、その口上で、勘九郎さんが「父を忘れないでください」と言ったのです。その言葉とメールの文面が重なり、私は勘三郎さんからのメールに涙をこらえることができませんでした。

勘三郎さんが亡くなって、私はあることを確信しました。

かっこいい生き方をした人は、最期もかっこいい死に方をするものです。

自分は果たしてあんなにかっこいい死に方をできるだろうか。尊敬する勘三郎さんが亡くなって、私は改めて、自分だったらどういう死を迎えたいのかを真剣に考え、自分の希望や意思を、生きているうちに家族に伝えておくことが重要だと感じています。

人間は、いずれは必ず死んでいきます。これを意識することは、ＱＯＤやＱＯＬを考える際にとても重要になってきます。自分の理想の死（＝ＱＯＤ）について考え、準備をすることで、人生における生活の質や心の充実度（＝ＱＯＬ）が高まり、人生はより豊かになると考えるからです。

死はすべての人に平等にやってきます。しかし、ＱＯＤについて普段から考えることで、それは別段怖いものでも、逃げたいものでもなくなります。後悔なく、満足のいくその日を迎えるために、私はＱＯＤについて考えることを提案したいと思っています。

死ぬ瞬間までいきいきと自分の理想的な生き方をまっとうし、残された家族に対する後悔もなく、希望どおりの最期を迎える。これが「理想的な死」だと思います。QODを高めることが、結果的に高いQOLを得ることにつながり、逆に、QOLを高く保ったまま死を迎えれば、非常に満足のいくQODになる。両者はつねに隣り合わせなのです。

川嶋　朗

A. 医療処置についての意思確認表

いざというときの延命治療についてや、死後の措置について、これらの表に書き込むことで自らの意思を定期的に確認しましょう。自分だけでなく、家族とも確認し合うことが大切です。

記入者名：

記 入 日：　　　年　　　月　　　日

延命治療を希望するか　□はい　□いいえ

：「はい」の場合は下記の詳細へ。「いいえ」の場合は「B.自らの死に際しての意志確認表」へ。

[心肺機能維持、回復のために]

①昇圧剤や強心剤の使用　□はい　□いいえ

：心臓の機能が弱まり、急激に低下した血圧を上げるため、また心臓の収縮を強めるため。

②補助循環装置の使用　□はい　□いいえ

：心不全に陥った場合、人工心臓などを用いて心臓機能を維持する。

③ペースメーカーの使用　□はい　□いいえ

：心機能が低下した際に心臓の拍動を促す機械。体外に取り付けるものと、手術で体内に埋め込むタイプがある。

④AED（自動体外式除細動器）の使用　□はい　□いいえ

：電気ショックを与えて心臓の拍動を正常に戻す。

⑤心臓マッサージの実行　□はい　□いいえ

：心肺停止となった際、人力で圧迫を加えて蘇生させる。

[呼吸について]

①酸素吸入の実行　□はい　□いいえ

：自発的に呼吸はできるが、補助のために酸素マスクや鼻から管を入れて吸入させる。

②気管切開の実行 □はい □いいえ

：自発的な呼吸を維持できない状態がつづく際、気管を切開して直接管を挿入して気道を確保する。

③気管内挿管の実行 □はい □いいえ

：自発呼吸ができない呼吸不全の際、口または鼻から管を入れて気道を確保する。

④人工呼吸器の装着 □はい □いいえ

：呼吸不全となった際に装着する。現行の法制度上は、呼吸機能が回復しない限り取り外すことは不可（取り外すことは死を意味する）。

[栄養補給・水分補給について]

①末梢静脈栄養の実行 □はい □いいえ

：口から食べられない場合、手や足の静脈から点滴で栄養補給する。

②中心静脈栄養の実行 □はい □いいえ

：鎖骨の下、首、太ももの付け根など、太い静脈からカテーテルを入れて高濃度の輸液を送る。長時間の栄養補給ができる。

③経鼻栄養の実行 □はい □いいえ

：鼻から胃へ管を通し、直接栄養補給を行う。

④胃ろうの実行 □はい □いいえ

：内視鏡手術で胃に穴をあけ、直接管を通して栄養を送り込む。

[その他]

①輸血について □はい □いいえ

：血液を補給することで生命の維持をはかる。

②人工透析について □はい □いいえ

：腎機能が低下した際に、人工腎臓によって血液を浄化する。

③緩和ケアについて □はい □いいえ

：身体的な痛みや精神的苦痛を緩和する。

B. 自らの死に際しての意思確認表

[場所について]

最期の時は下記の場所で過ごしたい

- □ 自宅　□ 病院　□ 施設
- □ その他（　　　　　　　　　　　　　　）
- □ 周囲の判断に任せる（誰の？：　　　　　　　　　　）

[葬儀について]

希望するスタイルは下記の通り

- □ 家族葬（自宅・セレモニーホール・その他：　　　　　　）
- □ 直葬（葬儀を行わず、火葬のみ。参列は家族のみ）
- □ 一般的な葬儀（自宅・セレモニーホール・その他）
- □ 葬儀はしない
- □ その他の希望があれば（　　　　　　　　　　　　）
  例；宗派、戒名、派手に、地味に、かけたい曲、飾ってほしい花、遺影についてなど

[お墓について]

希望する埋葬スタイルは下記の通り

- □ 決まったお墓があれば記入　（　　　　　　　　　）
- □ 墓不要
- □ その他の希望があれば（　　　　　　　　　　　　）
  例；樹木葬、散骨など

[死後の措置について]

病理解剖を希望する	□ はい	□ いいえ
臓器提供を希望する	□ はい	□ いいえ
献体を希望する	□ はい	□ いいえ

これら「A. 医療処置についての意思確認表」「B. 自らの死に際しての意思確認表」は、家族や大切な人と十分に話し合い、私の精神状態が健全なときに作成したものです。

年　　月　　日

■本人氏名　　　　　　　　　　　　　　　印

■本人住所

■電話番号

親族（代理人）

■氏名　　　　　　　　　　　　　　　印

■住所

■緊急連絡先電話番号

◎これらの意思確認表は私が自分自身で決定した意志表示ですが、記載されたとおりに延命治療が中止された場合の、医師に対する法的な免責保証はありません。

川嶋 朗(かわしま・あきら)

1957年東京都生まれ。東京女子医科大学附属青山自然医療研究所クリニック所長、准教授、医学博士。北海道大学医学部卒業後、東京女子医科大学入局。ハーバード大学医学部マサチューセッツ総合病院などを経て2004年から現職。漢方をはじめとするさまざまな代替、伝統医療を取り入れ、西洋近代医学と統合した医療を担う。「よりよく生きる」「悔いのない、満足のいく人生を送る」ための心得として、「自分の理想的な死とは何か」を考え、QOD(クオリティ・オブ・デス=死の質)を充実させることを提案。本書ではそのためのヒントを提示している。西洋医学での専門は腎臓病、膠原病、高血圧など。日本統合医療学会理事、日本抗加齢医学会評議員。『医師が教える幸福な死に方』『すべての病は「気」から』『心もからだも「冷え」が万病のもと』ほか著書多数。

医者が教える

人が死ぬときに後悔する34のリスト

発行日　2013年6月27日　第1刷
発行日　2013年7月25日　第3刷

著者　川嶋 朗

デザイン　轡田昭彦＋坪井朋子
編集協力　花田真仁、上之二郎
校正　柳元順子

編集担当　柿内尚文、名越加奈枝
営業担当　菊池えりか
営業　丸山敏生、増尾友裕、熊切絵理、石井耕平、伊藤玲奈、櫻井恵子、田邊曜子、吉村寿美子、大村かおり、高垣真美、高垣知子、柏原由美、大原桂子、寺内未来子、綱脇愛、上野結
プロモーション　山田美恵、谷菜穂子
編集　小林英史、黒川精一、杉浦博道、舘瑞恵
編集総務　鵜飼美南子、髙山紗耶子
講演事業　齋藤和佳
マネジメント　坂下毅
発行人　高橋克佳

発行所　株式会社アスコム

〒105-0002
東京都港区愛宕1-1-11　虎ノ門八束ビル
編集部　TEL：03-5425-6627
営業部　TEL：03-5425-6626　FAX：03-5425-6770

印刷・製本　株式会社廣済堂

Printed in Japan ISBN 978-4-7762-0785-6

原マツ子